Digital Imaging Systems for Plain Radiography

平片 X 线摄影数字成像系统

主　编　〔葡〕　路易斯·兰卡
　　　　　　　奥古斯托·席尔瓦
主　译　王　骏　刘小艳　杨晓鹏
主　审　周　桔　刘丹木

天津出版传媒集团
 天津科技翻译出版有限公司

著作权合同登记号:图字:02-2014-40

图书在版编目(CIP)数据

平片 X 线摄影数字成像系统/(葡)兰卡(Lança,L.),(葡)席尔瓦(Silva,A.)
主编;王骏等译. —天津:天津科技翻译出版有限公司,2015.3
书名原文:Digital Imaging Systems for Plain Radiography
ISBN 978 - 7 - 5433 - 3476 - 2

Ⅰ.①平… Ⅱ.①兰… ②席… ③王… Ⅲ.①X 射线摄影 - 成像系统
Ⅳ.①R814.43

中国版本图书馆 CIP 数据核字(2015)第 035229 号

中文简体字版权属天津科技翻译出版有限公司。

授权单位:Springer-Verlag GmbH
出　　版:天津科技翻译出版有限公司
出 版 人:刘 庆
地　　址:天津市南开区白堤路 244 号
邮政编码:300192
电　　话:(022)87894896
传　　真:(022)87895650
网　　址:www.tsttpc.com
印　　刷:高教社(天津)印务有限公司
发　　行:全国新华书店
版本记录:787×1092　16 开本　9.5 印张　200 千字
　　　　　2015 年 3 月第 1 版　2015 年 3 月第 1 次印刷
　　　　　定价:58.00 元

(如发现印装问题,可与出版社调换)

译者名单

主 译

王　骏　南京军区南京总医院(南京大学附属金陵医院)

刘小艳　南通大学附属医院

杨晓鹏　郑州大学第一附属医院

副主译

林海霞　南通大学外国语学院

于长路　天津市第三中心医院

王　涛　天津市第三中心医院

吴虹桥　南京医科大学附属常州市妇幼保健医院

杨　磊　中国科学院南京地理与湖泊研究所

张文杰　中国人民解放军第八一医院

主 审

周　桔　江苏广播电视大学

刘丹木　南京航空航天大学金城学院

译　者(以姓氏笔画为序)

于长路　天津市第三中心医院

王　涛　天津市第三中心医院

王　骏　南京军区南京总医院(南京大学附属金陵医院)

王云飞　南方医科大学

刘一铭　南方医科大学

刘小艳　南通大学附属医院

刘丹木　南京航空航天大学金城学院

许志丹　江苏省盐城卫生职业技术学院

李如帅　江苏省盐城卫生职业技术学院

李罗阳　南方医科大学

李梦杰　江苏省盐城卫生职业技术学院

杨　磊　中国科学院南京地理与湖泊研究所

杨晓鹏　郑州大学第一附属医院

吴　洋　徐州医学院

吴虹桥　南京医科大学附属常州市妇幼保健医院

何家鸿　南方医科大学

张文杰　中国人民解放军第八一医院

林海霞　南通大学外国语学院

周　桔　江苏广播电视大学

徐　州　江苏省盐城卫生职业技术学院

商　凯　徐州医学院

程阳乐　南方医科大学

潘立德　南方医科大学

潘雪婷　江苏建康职业学院

中文版前言

对于医学成像来讲,最后一个进入数字成像时代的却是日常应用最多的常规 X 线摄影。

早在 20 世纪 90 年代初,该技术被称为"荧光存储 X 线摄影",直至近 21 世纪才逐步定型为"计算机 X 线摄影",也就是人们现在所说的"CR"。它采用 X 线对成像板进行曝光,通过激光对成像板扫描,将其潜影形成数字图像在电脑上显示、后处理及存储,然后对成像板利用强光照射,擦除潜影后成像板循环使用。数字成像技术免除了胶片的使用, 并可在一定程度上对 X 线摄影过程中过度曝光或曝光不足的图像进行后处理,可适当弥补图像质量欠佳的问题,特别是减少了重复拍片。因此,理论上讲,在满足影像诊断的前提下,CR 可适当地降低一定的 X 线剂量 (这里是指非同像质的比较), 避免放射师曝光条件选择不当所造成的缺陷,特别是在床边 X 线摄影中其一度发挥了重要的作用,且可以与原先的 X 线机配套使用。但其最大的缺点是图像空间分辨率不高、时间分辨率更是欠佳,不能满足大流通量检查的需求。

随着科学技术的发展,摄影技术进入了数字 X 线摄影时代,即 DR。DR 种类繁多,通常分为直接数字 X 线摄影(非晶硒、多丝正比电离室)和间接数字 X 线摄影(非晶硅、电子耦合器件)。两者之间以是否产生可见光进行划分:如将 X 线转换成可见光,再将可见光转换成电信号,则称为间接 X 线摄影;如将 X 线一步转换成电信号,则称为直接 X 线摄影。如今,非晶硅 DR 因其具有针状 CsI 可减少漫散射,加之造价相对较低而成为市场主流产品。由于 DR 可使受检者的曝光剂量大幅度降低,且图像空间分辨率有所提高,特别是时间分辨率能在数秒内即刻显示所摄影的 X 线图像,使原先一个上午仅能检查 100 余位患者上升为 400 余位,因此其在全世界范围内得到广泛的使用。

然而, 理论与实践还是存在着不小的差距,这尤其体现在 X 线摄影的曝光上。本来因为 DR 的非耦合效应,可做到 X 线剂量与最终图像的分离,其本身可以通过后处理技术弥补因 X 线曝光选择失误而造成的图像质量不足, 这本来是一件好事。然而,正因为如此,造成放射师在选择 X 线摄影条件时随意性加大,加之因时间分辨率的提高,工作量大幅上升,导致照射野扩大,所以并没有因为 DR 的优势使受检者及公众接受的 X 线剂量大幅度降低。相反,也正是由于其时间分辨率高,临床医师给患者检查的适应证放宽,这些均将进一步加大公众的集体 X 线剂量及累积剂量。

综上所述,我们有必要通过一段时间的临床应用之后,再回顾性地、全面、系统地研讨平片数字 X 线摄影技术,以达到温故而知新的目的。由路易斯·兰卡和奥古斯托·席尔瓦主编的《平片 X 线摄影数字成像系统》一书全面反映了当今数字成像系统的实际,从深层次上广泛探讨数字 X 线摄影成像系统的理论,充分体现了当今临床应用的最新成果。为此,翻译工作得到了我们团队成员的积极响应,并为之付出了艰辛的劳动。

当然,由于我们水平有限,定有不少表达欠佳或不容易使读者理解的地方,敬请批评指正,可以通过 "医学影像健康网"(www.mih365.com) 或 E-mail:yingsong@sina.com 发来您的高见,以利我们再版所需。最后,感谢团队成员的积极付出与敬业精神;感谢出版社工作人员的编辑、加工、修改和润色;热忱欢迎广大同行及学生品鉴!

全军医学影像中心

南京军区南京总医院

南京大学附属金陵医院　王骏

2015 年 1 月 28 日

序 言

本著作的初版在放射学领域非常受欢迎。数字成像技术在很短的时间内被广泛地应用。许多放射师以及其他正在从事数字成像的工作者,面对日新月异的信息和技术,表现得不堪重负。最近,可作为放射专业学生学习放射成像重点知识的参考书层出不穷。每个参与到数字成像并直接应用此技术的工作者必须掌握技术理论方面的诸多知识,才能有效地使用它,并保持辐射剂量的正当化。以数字成像为主要内容的著作越来越多,特别是这些作者来自世界各地,对放射学的发展非常有益。

兰卡博士和席尔瓦博士是葡萄牙备受尊重的放射师、研究员、教授。他们已经把关于数字成像的最新信息写在这本著作里。本书的取材广泛,让读者能够完整地了解这项技术,以及如何有效地使用它。其中有一些材料更是来自他们自己的研究成果和出版物。

引言论述了 CR 和 DR 图像接收器的基本知识,详细介绍了探测器的结构,以及它们是如何发挥作用的,再配以图表,让读者能够充分理解光子能量是怎样以数字形式被捕获的。这些信息对刚刚接触放射学的学生和放射科住院医师特别有用,因为这使他们能够理解陈旧的屏-片技术和先进的数字技术之间的差异。对于刚刚进入放射科工作的人员而言,至关重要的是,书中全面、详尽论述了调制传递函数、噪声谱和量子效率因子。同时列出了数字成像的优点,因为它涉及 X 线的产生、曝光技术、准直、散射和滤线栅。读者会特别注意到准直、散射和 kVp,这些因素直接决定了数字成像的质量。

关于患者剂量这一章节是本书的重中之重,同时对放射专业的学生和住院医师也特别重要。作者提出了关于 X 线吸收、剂量当量、有效剂量的全面信息,因为它们与数字化的工作平台密切相关。对于不同的厂商系统,本章对新的曝光指数值进行了讨论。这些因素对放射师至关重要,以便调整曝光技术,以尽可能低的剂量获得最优质的图像,也就是说,曝光剂量直接影响图像质量。本书的其他章节包含了体现图像质量的一些参数,包括空间分辨率、灰阶,以及诊断医师的业务能力。作者指出,评判数字图像的优劣,是一位出色的技师或诊断医师摒弃以往的旧模式,对信息进行思维处理的过程。

如今,安全在放射科数字系统的应用中占据非常重要的地位。作者通过对多样的数字化技术性能、剂量优化及其与图像质量的联系等关键环节的论述,阐明了安全的至关重要性。曝光参数是获得最佳数字图像的必要条件,在整本书中都有很详尽的介绍。

本书最后一章详述了数字成像既新颖又独特的一个方面——图像的后处理,其中包括减影、线性滤波、直方图绘制、去噪声技术,操作者可以选择各种各样的方式创建图像。本章最后一节论述了存储和存档系统,也就是 PACS 系统。也介绍了与此相关的国际标准数字通信——DICOM。

一直以来,没有太多的书专门为数字成像而著。这本著作对全球放射界而言都是非常受欢迎并且极富价值的。作者撰写这本著作的思路是将放射技术与工程学及物理学理论结合成一个整体,建立全方位的课题。执业放射师和放射科医师,以及刚刚迈入此领域的学生会发现本书对于他们的日常工作极其有用!

美国明尼苏达州罗切斯特市

梅奥大学临床医学院

Eugene D. Frank,M.A.,RT(R),

FASRT,FAEIRS

名誉副教授

前　言

数字技术的进步促进了当前用于 X 线摄影的数字 X 线探测器长足的发展。计 算 机 X 线 摄 影 （computed radiography, CR） 和 数 字 X 线 摄 影 (digital radiography, DR)都是目前广泛应用于医疗保健机构的数字技术。这些技术已经取代传统的屏–片(screen-film, SF)系统,这对放射师及其他卫生保健专业人员来说是一个挑战。在发达国家,数字成像系统已经迅速取代了传统 X 线透视和 X 线摄影设备。数字 X 线探测器的研制成功是以各种技术问题的解决为基础的,现已应用于临床。

与模拟探测器相比,数字探测器具有许多优势,如更宽的动态范围,更灵活的图像后处理,图像质量更优,图像获取更快,并可以进行远程图像评价。

放射师在应用数字系统进行工作时,不可忽略一个非常重要的问题:图像质量和患者剂量的管理。曝光量对成像质量有着非常直接的影响,为了达到诊断目的而一味地增加患者剂量,这是不合适的。诊断的准确性可能会受不当曝光量的影响,因此必须达到一个适当的曝光水平。

对于那些想学习本专业知识的学生和为了体现自身业务水准而正在使用数字系统进行放射学检查的专业人士,这本著作将会对他们起到极大的帮助作用。

本书致力于全面介绍数字放射系统的有关知识,涉及的内容非常广泛。此外,本书旨在提供一个切实可行的实践方法和途径, 而这些方法均来自于作者近年的工作实践。此外,本书也展现了将 X 线摄影、工程学和物理学融为一体的美好前景。

我们希望这本著作能够对放射师及学生、放射科医师及住院医师、临床医学生和医学物理学家,包括其他一些在放射学领域工作的医护人员做出有意义的贡献,促进他们对放射学的理解。

感谢 Springer 出版公司的 Elektra McDermott 编辑,她对本书进行了认真的编辑,并对原稿的所有章节进行了细致的审核,感谢她的鼎力支持和出色的工作! 感谢 Springer 出版公司的 Andrew Moyer 对本书给予的关注! 我们也对为本书能够顺利出版发行提供支持和给予鼓励的人们表示衷心的感谢!

路易斯·兰卡

奥古斯托·席尔瓦

目　录

第**1**章

引言

摘 要

伦琴于 1895 年发现 X 线,在放射学领域孕育了新的研究方法和技术。在突破性技术开发的推动下,直到今天,放射学一直在持续不断地发展,其运用现已被拓展到医学成像这一广阔的领域。

关键词

X 线;伦琴;放射学;技术开发;成像;处理;胶片

1 引言

1895 年伦琴发现了 X 线,在放射学领域孕育了新的研究方法和技术。技术进步推动着放射学不断地发展,现在 X 线已被广泛应用于各种医学成像过程中。

X 线在被发现的初期是使用胶片作为成像载体的。自从 20 世纪 80 年代早期开始,特别是最近二十年,计算机应用和放射技术有了很大发展。目前,放射学在临床中的应用已进入数字化时代。从传统胶片向数字化采集的这种转变使放射专业人员需要评估、回顾和改进涉及图像质量与辐射防护等电子技术的放射环节。

2 现代健康保健中的数字成像系统

数字技术的进步带动了全数字 X 线探测器的发展。目前,全数字 X 线探测器已经可以在 X 线摄影中进行应用。计算机 X 线摄影(computed radiography,CR)和数字 X 线摄影(digital radiography,DR)都是数字技术,目前已在医疗机构中广泛应用。这些技术已经取代传统屏–片(screen-film,SF)系统,这对 X 线技师和其他医务人员构成了一个挑战。国际放射防护委员会(ICRP)指出[1,2],在发达国家自 20 世纪 90 年代中期开始,数字成像系统迅速增加,取代了传统的荧光和 X 线成像设备[3]。在世界范围内,许多医院和放射科购买数字系统进行 X 线摄影越来越常见。

虽然数字 X 线摄影技术已经被引入放射师的日常工作,但在使用数字技术时,如何采用适当的手段来评估和优化系统性能,从而确保成像安全和质量方面仍然缺乏充足的证据。从屏–片到数字技术的转换对放射师、研究人员和其他医务人员构成了挑战。南非的一项研究结果显示[4],需要对卫生专业人员应用新的数字技术进行正规培训。

第一个数字 X 线摄影系统的基本原理是利用激光扫描激励荧光(scanning laser stimulated luminescence,SLSL)将 X 线能量转化为数字信号,该系统由富士公司(日本,东京)研发,并于 20 世纪 80 年代初引入市场[5]。在 80 年代中期,存储荧光系统(storage phosphor system,SPS)作为一种新的成像方法应用于站立位摄影、床上滤线器摄影以及床旁摄影,成为一种新的临床应用。严格的技术要求、高昂的费用以及有限的图像质量,加之操作困难使检查时间并未减少,以致延迟了 SPS 进入常规临床应用,直到 90 年代初才有所增多[6]。目前,存储荧光 X 线摄影系统或 CR 系统在数字 X 线摄影中仍然发挥着基础性的作用。

同时,其他几种技术发展也已经进入放射学领域。自 2000 年初,大面积平板 X 线探测器已经研发成功并引入临床实践中[7]。最近,在探测器上直接产生图像信息的平板探测器已经研发出来,数字大面积探测器已经实现商用并引入常规临床应用。在常规胸部 X 线摄影中,平板技术在不损失图像质量的前提下使剂量明显减少[8]。相对于传统屏–片系统,它的高量子检测效率和大的动态范围,使骨骼和胸部 X 线摄影检查中剂量减少可达 50%而不损失图像质量[9]。根据 Chotas 和 Ravin 的研究[10],应用数字系统允许在常规剂量水平下获得优质图像质量,或降低患者剂量获得与屏–片 X 线摄影相同的图像质量。

在美国,平片 X 线摄影(包括乳腺 X 线摄影)在每年各类 X 线成像中约占 74%,占每年医学成像中放射成像的 11%[11]。

在发达国家中,通过应用 X 线检查对许多疾病进行早期检测、更有效的诊断和更得力的治疗监测,有助于减少发病率、提供其他的治疗方案并延长患者寿命。然而,这些类型的检查使患者曝露在电离辐射之中。这可能增大个体终生罹患癌症的风险。公共卫生措施应是平衡的,在寻找支持这些医学成像检查好处的同时使风险也最小化[11]。

国际原子能组织(IAEA)估计全球每年因诊断而曝光的人数为 25 亿,因治疗而曝光的人数为 550 万[12,13]。在诊断曝光中,78%为医用 X 线,21%为牙科 X 线,其余 1%为核医学技术[12,13]。每年所有诊断曝光的接受剂量大约为 25 亿 Sv,相当于全球每年人均 0.4Sv。根据联合国原子辐射效应科学委员会(UNSCEAR)的报告[4],从 1991 年到 1996 年,总体上每次检查的有效剂量平均增加 20%,每年累积有效剂量增加近 50%。

最近,UNSCEAR 报告指出,从 1997 年到 2007 年,医学诊断检查总的有效剂量估计增加 170 万 Sv,从 230 万 Sv 增加到 400 万 Sv,大约增加 70%。这一事实表明,发达国家中医用辐射的应用增加了患者剂量[15]。趋势之一是,在许多国家,新的大剂量 X 线技术(尤其是计算机断层扫描),导致每年进行放射检查的人数迅猛增长,总的辐射剂量显著增加。

基于不同的技术方法的数字 X 线探测器已可供临床应用。X 线摄影处理的最优化涉及图像质量与减少患者辐射剂量,有以下几个问题需要思考:数字系统曝光参数如何影响诊断质量?对于一张有价值的诊断图像什么是可接受的辐射剂量?剂量降低到什么水平可不影响精确诊断?

3 数字技术在诊断质量和安全方面的影响

根据 DIMOND 协会的最终报告[6],讨论新的成像方法的质量必须基于我们所积累的 100 多年的屏-片 X 线摄影经验、超过 25 年的数字图像增强器 X 线摄影经验和 20 年的存储荧光 X 线摄影经验。

对于诊断性 X 线摄影图像[16],已经开展了多项基于欧洲质量标准指南的研究,旨在研究诊断性图像质量与曝光参数之间的关系[17-19]。

还有其他研究在不同的数字探测器上比较了数字系统关于图像质量性能测量[20]与诊断质量的价值[21]。与传统 X 线平片系统相比,数字技术的发展使得辐射剂量减少多达 50% 而不损失图像质量成为可能[22]。数字系统在提供同等或更佳的诊断性能的同时,还有许多其他方面的优势,如数字 X 线摄影所固有的传输和存储能力,更便于每天的工作[23]。

在过去,放射学专业人士的关注都集中在图像质量上。今天,减少剂量和良好的成本/效益关系是放射图像管理的重要决策标准。放射师有责任应用合理使用低剂量(as low as reasonably practicable,ALARP)原则。该原则旨在满足临床所需的图像质量要求的前提下尽量减少剂量[6]。

有研究报道, 不同国家医学成像检查对国人年平均有效剂量的影响存在显著差异[14,24]。报告阐述,在英国和欧洲,在同一医院或不同医院进行相同的放射检查时,患者接受的辐射剂量有很大的差异[25,26]。有报道特别提出了以下问题:"一种设备所使用的曝光剂量比采用另一个设备产生的 X 线图像的剂量大 10 倍、20 倍甚至 126 倍, 这是合理的吗?"[27]。此外,Berrington de González 和 Darby 的研究[28]推测,在许多欧洲国家诊断性 X 线检查导致 75 岁患者的累积癌症风险增加。

关于这个问题,ICRP[1]在其著作中提出了一些新的建议,其中就强调了医学辐射防护的重要性并随后引入了诊断辐射优化这一概念[2]。最近,ICRP[3]对数字放射技术中患者剂量管理提出了一些建议。

Lança 等[29,30]建议开展全国性或区域性研究,以推动平片 X 线摄影曝光参数的优化和技术流程的改进。这是有必要的,因为在当地 X 线摄影剂量水平没有履行 CEC 指南的曝光技术准则,并在许多检查中发现曝光参数差异显著。

为帮助从业人员为患者提供适当的放射防护,美国放射学会(ACR)制定并出版了《普通 X 线摄影实践指南》[31]。

用于诊断目的的辐射防护和辐射最优化涉及成像过程中的 3 个重要方面[32]:①X 线摄影图像的诊断质量;②患者的辐射剂量;③X 线摄影技术的选择。这 3 方面决定因素都对 X 线摄影图像诊断质量有影响。它们取决于放射师在进行 X 线摄影检查时所选择的技术。

在医学成像中优化图像质量和减少患者辐射剂量是当前欧盟重要的研究领域[32]。此外,DIMOND 协会[6]的报告指出,未来必须对图像质量优化、标准化的策略和方法进行深入的探讨。DIMOND Ⅲ 报告强调了针对基于一种新的概念的方法框架开展科学研究的重要性。该框架包含三个步骤:

·优化(使用临床标准);

·客观(描述光子曝光);

·标准化(图像质量的确定带宽)。

此框架基于优化处理过程并以临床标准为支撑，意味着放射诊断学优化必须在尽可能最低的患者剂量下满足精确诊断的需求。在诊断图像质量方面,出于优化的目的,必须提供客观标准并采用光子曝光测量曝光的影响(即剂量)。前两个步骤是提供图像质量带宽的基础,目的是实现能满足临床要求的临床图像的标准化。

由 ICRP 推荐的 X 线摄影防护的两个基本原则是:实践正当化和防护最优化。正当化被认为是 X 线摄影防护的第一步。当符合临床适应证时,诊断性曝光才是正当的。放射学检查必须带给患者净效益。一旦诊断性检查有临床的正当性,随后的成像过程必须优化,以使患者使用合理的最低剂量来获得所需的诊断信息[13]。优化处理可以提供一个相当大的剂量减少范围,且没有诊断信息的损失。即使放射诊断学中的优化并没有减少放射剂量,但对于患者的防护与安全也会直接有益。

4　章节概述

本书包括一个引言章节和 8 个主要章节。引言章节强调了数字技术在现代医疗保健中的重要性。本章提出了一个论点,即放射人员应了解数字技术对放射工作的影响。其他 8 个章节的内容概述如下:

第 2 章:数字 X 线探测器:技术概述

本章描述了数字 X 线探测器(CR 和 DR)的技术现状,并介绍了数字探测器技术及其特性。

第 3 章:数字 X 线探测器性能

本章旨在对探测器性能和数字 X 线探测器(CR 和 DR)的评价方法提供一个全面的介绍。

第 4 章:关于数字科技的技术探讨

本章提出了关于数字科技的技术问题,简要介绍了放射设备和技术,并讨论了数字技术的要求与优点。

第 5 章:数字系统的患者剂量评估

本章提出了患者剂量的管理,并对剂量相关的概念进行了阐述。此外,还对曝光对剂量和图像显示的影响,以及放射曝光的影响进行了讨论。

第 6 章:诊断放射学中的图像质量

本章介绍了关于放射诊断学图像质量的理论背景，并介绍了数字图像显示以及图像质量评价方法。

第 7 章：数字 X 线摄影的实践

本章旨在加深读者对数字系统实践方面一些关键内容的理解，包括不同技术的性能、图像质量、剂量，以及患者安全/防护等。本章还将讨论数字系统的最优化框架。

第 8 章：数字 X 线摄影图像增强

本章旨在使读者深入理解图像后处理增强技术，可帮助改善数字 X 线图像的显示质量。

第 9 章：数字 X 线摄影和图像存储与传输系统

本章介绍了图像存档与通信系统（picture archiving and communication system，PACS）及其如何整合数字 X 线摄影设备。本章还将简要介绍 DICOM 标准，着重介绍对象-服务这组概念及其在数字 X 线摄影领域内的可能应用。

(潘雪婷　王　骏　刘丹木　杨　磊　杨晓鹏　张文杰 译)

参考文献

1. International Commission on Radiological Protection. Recommendations of the International Commission on Radiological Protection. ICRP Publication 60. Annals of the ICRP 21; 1991.
2. International Commission on Radiological Protection. Radiological protection and safety in medicine. ICRP Publication 73. Annals of the ICRP 26; 1996.
3. International Commission on Radiological Protection. Managing patient dose in digital radiology. ICRP Publication 93. Annals of the ICRP 34; 2004.
4. Nyathi T, Chirwa TF, van der Merwe DG. A survey of digital radiography practice in four South African teaching hospitals: an illuminative study. Biomed Imaging Interv J. 2010;6:e5.
5. Sonoda M, Takano M, Miyahara J, Kato H. Computed radiography utilizing scanning laser stimulated luminescence. Radiology. 1983;148:833–8.
6. Busch HP. Image quality and dose management for digital radiography—final report. In: DIMOND3. European Commission. Available at http://www.dimond3.org/European (2004).
7. Kotter E, Langer M. Digital radiography with large-area flat-panel detectors. Eur Radiol. 2002;12:2562–70.
8. Strotzer M, Völk M, Fründ R, Hamer O, Zorger N, Feuerbach S. Routine chest radiography using a flat-panel detector: image quality at standard detector dose and 33% dose reduction. Am J Roentgenol. 2002;178:169–71.
9. Völk M, Hamer O, Feuerbach S, Strotzer M. Dose reduction in skeletal and chest radiography using a large-area flat-panel detector based on amorphous silicon and thallium-doped cesium iodide: technical background, basic image quality parameters and review of the literature. Eur Radiol. 2004;14:827–34.
10. Chotas H, Ravin C. Digital chest radiography with a solid-state flat-panel X-ray detector: contrast-detail evaluation with processed images printed on film hard copy. Radiology. 2001;218:679–82.
11. Food and Drug Administration. Initiative to reduce unnecessary radiation exposure from medical imaging. US FDA Center for Devices and Radiological Health. Available at www.fda.gov/MedicalDevices/default.htm (2010).
12. International Atomic Energy Agency. Radiological protection for medical exposure to ionizing radiation: safety guide. Available at http://www-pub.iaea.org/MTCD/publications/PDF/Pub1117_scr.pdf (2002).
13. International Atomic Energy Agency. Optimization of the radiological protection of patients undergoing radiography. Fluoroscopy and computed tomography. Available at http://www.pub.iaea.org/MTCD/publications/PDF/te_1423_web.pdf (2004).

14. United Nations Scientific Committee on the Effects of Atomic Radiation. Sources and effects of ionizing radiation. Annex D—medical radiation exposures. New York, NY: UNSCEAR; 2000.
15. United Nations Scientific Committee on the Effects of Atomic Radiation. UNSCEAR 2008 report to the general assembly, with scientific annexes. Volume I: Report to the General Assembly, Scientific Annexes A and B; 2008.
16. Commission of the European Communities. European guidelines on quality criteria for diagnostic radiographic images. EUR 16260. Available at ftp://ftp.cordis.europa.eu/pub/fp5-euratom/docs/eur16260.pdf (1996).
17. Álmen A, Tingberg A, Mattsson S, Besjakov J, Kheddache S, Lanhede B, Mansson L, Zankl M. The influence of different technique factors on image quality of lumbar spine radiographs as evaluated by established CEC image criteria. Br J Radiol. 2000;73:1192–9.
18. Doherty P, O'Leary D, Brennan P. Do CEC guidelines under-utilize the full potential of increasing kVp as a dose-reducing tool? Eur Radiol. 2003;13:1992–9.
19. Álmen A, Tingberg A, Besjakov J, Mattsson S. The use of reference image criteria in X-ray diagnostics: an application for the optimization of lumbar spine radiographs. Eur Radiol. 2004;14:1561–7.
20. Liu X, Shaw C. A-Si:H/CsI (TI) flat-panel versus computed radiography for chest imaging applications: image quality metrics measurement. Med Phys. 2004;31:98–110.
21. Peer S, Neitzel LU, Giacomuzzi S, Pechlaner S, Kunzel K, Peer R, Gassner E, Steingruber I, Gaber O, Jaschke W. Direct digital radiography versus storage phosphor radiography in the detection of wrist fractures. Clin Radiol. 2002;57:258–62.
22. Hosch W, Fink C, Radelef A, Kampschulte A, Kaufmann G, Hansmann J. Radiation dose reduction in chest radiography using a flat-panel amorphous silicon detector. Clin Radiol. 2002;57:902–7.
23. Garmer M, Hennigs S, Jager H, Schrick F, De Loo T, Jacobs A, Hanusch A, Christmann A, Mathias K. Digital radiography versus conventional radiography in chest imaging: diagnostic performance of a large-area silicon flat-panel detector in a clinical CT-controlled study. Am J Roentgenol. 2000;174:75–80.
24. Regulla DF, Eder H. Patient exposures in medical X-ray imaging in Europe. Radiat Prot Dosimetry. 2005;14:11C–25.
25. Johnston DA, Brennan PC. Reference dose levels for patients undergoing common diagnostic X-ray examinations in Irish hospitals. Br J Radiol. 2000;73:396–402.
26. Carroll EM, Brennan PC. Radiation doses for barium enema and barium meal examinations in Ireland: potential diagnostic reference levels. Br J Radiol. 2003;76:393–7.
27. Gray JE, Archer BR, Butler PF, Hobbs BB, Mettler FA, Pizzutiello RJ, Schueler BA, Strauss KJ, Orhan H, Suleiman OH, Yaffe MJ. Reference values for diagnostic radiology: application and impact. Radiology. 2005;235:354–8.
28. Berrington de González A, Darby S. Risk of cancer from diagnostic X-rays: estimates for the UK and 14 other countries. The Lancet. 2004;363:345–51.
29. Lança L, Silva A, Alves E, Serranheira F, Correia M. Evaluation of exposure parameters in plain radiography: a comparative study with European guidelines. Radiat Prot Dosimetry. 2008;129:316–20.
30. Lança L, Silva A, Alves E, Serranheira F, Correia M. Identificação dos parâmetros técnicos de exposição em exames radiológicos convencionais na região de Lisboa: uma comparação com a referência europeia. Acta Radiológica Portuguesa. 2007;75:53–9.
31. American College of Radiology. ACR–SPR practice guideline for general radiography. Available at: http://www.acr.org/SecondaryMainMenuCategories/quality_safety/guidelines/dx/general_radiography.aspx (2008).
32. European Commission. Optimization of protection in the medical uses of radiation. EUR 19793. Available at ftp://ftp.cordis.europa.eu/pub/fp5-euratom/docs/protection_radiation.pdf (2002).

第 2 章

数字 X 线探测器：技术概述

摘　要

数字探测器技术领域一直在蓬勃发展，新的数字技术可以应用于临床实践。本章旨在介绍最先进的技术，用以概述有关计算机 X 线摄影(CR)和数字 X 线摄影(DR)探测器的有关知识。CR 系统使用带有荧光存储的成像板，这种成像板具有独立的图像读取流程。DR 技术是一种通过薄膜晶体管(TFT)阵列实现的读出流程装置，将 X 线转换成电荷信息。相比模拟探测器，数字探测器具备诸多方面的优势。关于数字探测器技术应用于平片 X 线摄影检查的探索对于放射科专业人士和学生来说是一个基本论题。本章论述的数字 X 线摄影系统(包括 CR 和 DR)，可用于当前的临床实践。

关键词

计算机 X 线摄影；数字 X 线摄影；探测器；荧光存储成像板；图像读取流程；电子电荷；X 线；判读流程；薄膜晶体管阵列；模拟探测器；平片 X 线摄影；临床实践

1 引言

目前，已有好几种数字系统可用于 X 线摄影。数字 X 线摄影系统在过去的 30 多年已取代传统的模拟或屏-片(screen-film，SF)系统。从 SF 系统过渡到新的数字系统应是一个复杂的过程。图像采集、患者剂量的管理和诊断图像质量等技术因素，可能会影响这一过程。从 SF 系统到数字系统的过渡过程中，患者的辐射剂量可能会增加 40%~130%[1]。由于数字技术动态范围较宽，与 SF 系统相比，患者的辐射剂量更大。然而，与传统的 SF 系统相比，动态范围是有好处的，因为其有利于产生更好的图像质量[2]。这是模拟技术与数字技术的一个重要差异。过度曝光对图像质量没有不利的影响。数字成像系统可以适合过度曝光或曝光不足，这会影响患者的剂量。过度曝光可以提供良好的图像质量，但可能会导致不必要的患者剂量。虽然数字成像与 SF 系统相比有诸多优点，但不同数字探测器在图像质量和放射剂量上差别较大[3]。

Busch[4]认为 X 线摄影技术的选择、患者接受的辐射剂量、X 线图像诊断质量是成像过程的 3 个核心方面，目的是管理患者剂量和图像质量。这对技师来说是一个挑战，因为数字 X 线摄影技术的优势和局限性也取决于放射技师对特定患者检查的选择。

因此，在平片 X 线摄影检查中使用数字探测器技术是放射科专业人员和学生应掌握的基本知识。一些专家已发表了有关数字 X 线探测器的若干评论综述[5-11]。本章将介绍目前临床所应用的计算机 X 线摄影(computed radiography,CR)和数字 X 线摄影(digital radiography,DR)。

2 计算机X线摄影和数字X线摄影探测器概述

人们一直在改进数字探测器技术,目前新的数字技术已经可供临床使用。表 2-1 显示,自 20 世纪 80 年代初以来,数字技术的发展历程。

表 2-1 数字技术的发展历程

时间	可使用的数字技术
1980	计算机 X 线摄影(CR)、荧光存储
1987	基于非晶硒的成像板
1990	电子耦合器件(CCD)、裂隙扫描直接 X 线摄影(DR)
1994	硒鼓 DR
1995	非晶硅-碘化铯(闪烁)平板探测器、基于硒的平板探测器
1997	钆(闪烁)平板探测器
2001	钆(闪烁)便携式平板探测器
2001	动态大面积平板探测器透视——数字减影血管造影术
2006	数字融合连续体层摄影
2009	无线 DR(平板探测器)

第一个数字 X 线摄影系统利用激光扫描激励荧光 (scanning laser stimulated luminescence,SLSL)的基本原理,将 X 线能量转换成数字信号,它是由富士公司(日本,东京)研发的,于 20 世纪 80 年代初引入市场[12]。20 世纪 80 年代中期,存储荧光系统作为一种新的成像方法应用于站立位、卧位及床旁摄影,成为一种新的临床应用。较高的技术要求和经济成本、有限的图像质量和操作困难,加之没有减少检查时间,延迟了存储荧光系统进入常规临床应用,直到 20 世纪 90 年代初才开始得以推广[4]。今天的存储荧光 X 线摄影系统或 CR 系统在数字 X 线摄影领域中发挥基础性的作用。1995 年中期引入的平板探测器也是一项重要创新。最初研发的平板探测器是作为放射设备中的集成探测器,但最近,它们可作为非集成探测器使用,并可采用无线或有线技术。

传统上将数字系统广义地分成两大类[10,11]:计算机 X 线摄影和数字 X 线摄影。这种分类法被普遍接受,但还可分为:直接数字化 X 线摄影和间接数字化 X 线摄影技术(包括 CR)[13]。这种探测器的分类与 X 线能量转换成电子电荷相关。图 2-1 显示了包括数字 X 线摄影技术、转换过程和探测器性能分类的比较示意图。

另外,也有根据集成在放射设备内的数字探测器来分类:集成和非集成探测器。

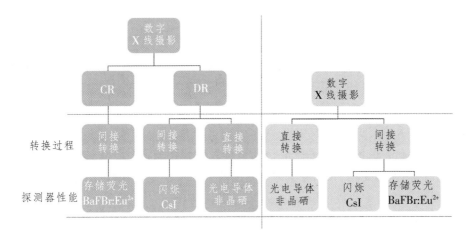

图 2-1　数字 X 线摄影技术分类。

虽有这些分类,不同数字技术系统的主要区别在于 X 线探测和读出过程。CR 系统使用的存储荧光成像板与图像读出过程相分离,这就意味着间接转换过程;使用薄膜晶体管(thin film transisior,TFT)阵列的 DR 技术将 X 线转换成电荷,意味着直接读出过程。

表 2-2 列出了探测器技术之间的差异,涉及数字探测器的三个组成部分[14]:获取元件、耦合元件和电荷读出元件。

表 2-2　数字探测器的 3 个组成部分

探测器技术		获取元件	耦合元件	电荷读出元件
CR		$BaFBr:Eu^{2+}$	光激励发光(PSL)光导	光电倍增管、信号数字化
DR	直接转换	非晶硒	无	TFT 阵列
	间接转换	CsI 或 Gd_2O_2S	接触层	非晶硅光电二极管/TFT 阵列

注:TFT,薄膜晶体管

CR 技术采用间接的转换过程中,其技术分两步。被捕获的 X 线影像信息记录在存储荧光屏(storage-phosphor screen,SPS)(如 $BaFBr:Eu^{2+}$)中,然后光探测器捕捉 SPS 发射的光,并将其捕获的光转换成相应的数字图像。

DR 探测器可以使 X 线直接或间接地转换为电子电荷。这些探测器采用 TFT 阵列的方法直接读出,尽管有 X 线转换过程。直接转换探测器有 X 线光导体,如非晶硒(a-Se),可将 X 线直接一步转换为电子电荷。

间接转换系统采用两步转换技术。该系统有一个闪烁体,如碘化铯(CsI),将 X 线转换成可见光,此为第一步。第二步,采用非晶硅光电二极管阵列把此光转换为电子电荷[15]。

除了 X 线探测和读出过程,探测器与 SF 系统相比具有许多优势。这些优势包括:宽动态范围、可调制图像处理、更好的图像质量、快速的图像采集和图像的远程评估[16]。

2.1　计算机X线摄影

计算机 X 线摄影是第一种用于放射学摄影的数字技术。CR 技术是基于 SPS,20 世纪 80 年代早期富士公司首先将其应用于临床。

这种技术采用光激励探测器取代传统的 SF 暗盒。存储荧光板在暗盒内曝光,采用传统平片 X 线摄影的标准尺寸,X 线发生器、X 线球管、立位或床上滤线器装置系统没有改变。CR 技术使放射师获得像传统 SF 系统一样的平片 X 线摄影图像。所不同的是潜影如何产生,以及如何进行该图像的处理。CR 成像的基本周期有三个步骤[13]:①曝光;②读出;③擦除。

X 线摄影暗盒内有 1 块成像板(image plate,IP)或 SPS,为探测光激励晶体层。探测层由荧光 $BaFX:Eu^{2+}$ 组成,也可以是任何卤素氯、溴或碘(或它们的任意混合物)[17]。一个典型的 SPS 可以存储相当长时间的潜影。然而,美国医学物理学家协会认为[18],在曝光后 10min 到 8h 之间,SPS 会因自发荧光现象失去约 25% 的存储信号,导致能量损失。

树脂材料的荧光晶体通常以非结构化的方式(非结构化闪烁体)铸造成板[10]。当 SPS 被 X 线曝光时,入射 X 线的能量被吸收,并且激发电子达到高能量的水平(图 2-2a,b)。这些激发的电子仍然被束缚在不稳定的原子能量水平。这些被吸收的 X 线能量存储在荧光晶体的结构中,然后在这些高能量状态下,在 SP 探测器上得到这些电子的空间分布,产生潜影。如果通过光激励发光(photostimulated luminescence,PSL),用另外的适当波长的光的能量来激发,这些被束缚的能量可以被释放(图 2-2)[18]。

X 线曝光后,产生潜影,在一个单独的 CR 阅读器中扫描 SPS。读出是紧随成像板曝光之后的一个过程,是 CR 成像周期的第二步。红色激光束扫描光激励成像板激发出蓝光。用特定波长的高能量激光束、以像素为单位扫描 IP 的探测层,存储的能量被释放出来,发射出与激光束不同波长的光[10]。这种 PSL 的激发过程激发出蓝光,其量与初始 X 线成比例[17],并

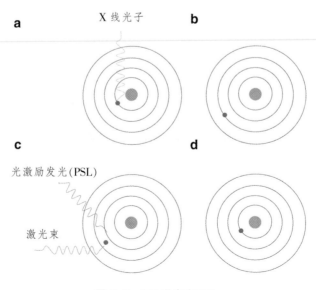

图 2-2　SPS 曝光和 PSL。

释放激发电子回到它的低能水平(图 2-2c,d)。该光由光电二极管采集,并转换成电子电荷,同时被模数设备转换成相应的数字影像。图 2-3 显示了 SPS 的扫描过程。

CR 成像的基本周期的第三步是残余信号擦除。信号读出后,剩余潜影电子仍被束缚在较高的能量水平。读出程序结束后,采用高强度白光源释放能量,激发没有被束缚的电子重新回到最低能量水平[18]。

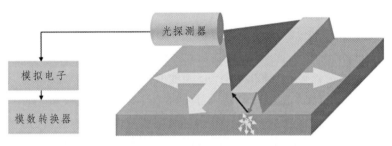

图 2-3　SPS 扫描过程。

2.2　数字 X 线摄影

数字 X 线摄影平板系统集成读出装置于 20 世纪 90 年代末引入市场[19]。平板系统,也被称为大面积 X 线探测器,内含 X 线感光层和基于 TFT 阵列的电子可读系统。采用闪烁体层和感光 TFT 光电二极管的探测器, 称为间接转换 TFT 探测器。采用 X 线敏感的光导层和 TFT 电荷收集器的探测器被称为直接转换 TFT 探测器[19]。非晶硅(a-Si)用在 TFT 阵列上记录电子信号,不应该与非晶硒(a-Se)混淆,后者用来捕捉在直接数字探测器内的 X 线能量。DR平板系统的结构见图 2-4。

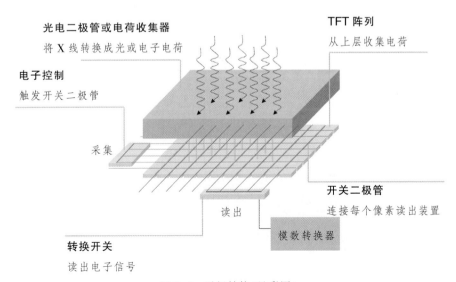

图 2-4　平板结构(见彩图)。

这种电子可读系统提供了一个激活读出过程,也被称为激活矩阵读取,与存储荧光系统相反,探测器内没有集成激活读出元件。整个读取过程是非常快的,使数字实时 X 线探测器进一步发展成为可能[19]。

TFT 阵列(图 2-5)通常是覆盖在多层玻璃基板上的薄膜,读出电子在最低层,电荷收集器阵列在上层。

根据所生产的探测器的类型,这种"电子三明治"的顶层为电荷收集电极或光感元件的薄膜[20]。

这种设计的优点是尺寸紧凑并可即时获取数字图像。DR 系统的性能大大超过了 CR 系统,其转换效率为 20%~35%,而胸部屏-片系统标称的转换效率为 25%[20]。

无线 DR 平板系统已经于 2009 年上市。无线 DR 系统为非集成探测器,可以类似 CR 的方式进行 X 线摄影。无线 DR 探测器是通过使用无线局域网在 DR 探测器单元和工作站控制台之间进行通信。以这种方式进行 X 线摄影,每张图像几乎实时从 DR 电子盒传到工作站。DR 电子盒由一个内置电池供电,这使得探测器可自动获得多幅图像并将其传送给系统,以便阅片。

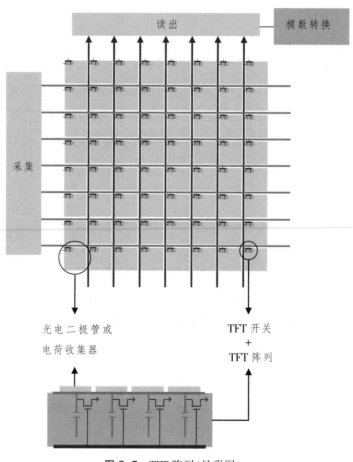

图 2-5 TFT 阵列(见彩图)。

3　大面积直接转换系统

大面积直接转换系统使用非晶硒作为半导体材料,因为其具有 X 线吸收特性和极高的固有空间分辨率[19,20]。

在平板 X 线曝光前,通过硒层施加电场。然后,X 线曝光在非晶硒层产生电子和空穴:把吸收的 X 线光子转换成电子电荷,电荷直接被电场的电极收集。这些电荷与入射 X 线束成正比,在硒层表面产生并垂直迁移,而没有太多的横向扩散。在非晶硒层的底部,电荷被吸引到 TFT 电荷收集器,并被存储直到读出。每个存储电容收集到的电荷被放大,并被量化为数字代码对应的像素值。在读出过程中,每排电容器的电荷由晶体管进行放大。

4　大面积间接转换系统

大面积间接转换系统使用 CsI 或 Gd_2O_2S 作为 X 线探测器。间接转换探测器中的闪烁体和荧光粉可以是结构化的,也可以是非结构化的(图 2-6)。非结构化闪烁体散射大量的光,这降低了空间分辨率。结构化闪烁体由针状结构的荧光体材料组成(针状物垂直于屏表面),这增加了 X 线光子相互作用的数量,并减少了光子侧散射[14]。

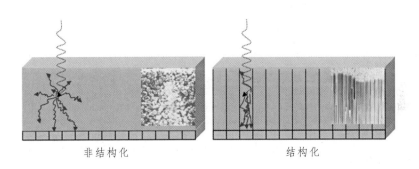

非结构化　　　　　　　结构化

图 2-6　非结构化(左)和结构化(右)闪烁体的图解(见彩图)。

闪烁体层经 X 线束曝光后,会被吸收并转换成荧光。随后该光由非晶硒光电二极管阵列转换成电子电荷[15]。间接转换探测器是通过添加的非晶硒光电二极管的电路和一个闪烁体作为 TFT 开关的顶层。这些层取代了直接变换装置中所用的 X 线半导体层[20]。该探测器的激活区被分为图像元素(即像素,每个元素包含一个光电二极管)和可用于读出程序的 TFT 开关集成阵列。

最近正在研发一种新颖的像素结构闪烁体屏,以用于具有高灵敏度和高空间分辨率的间接 X 线成像传感器。其采用的是纳米晶体 Gd_2O_3:Eu 粒子,粒子大小与高空间分辨率 X 线成像探测器相同[21,22]。

5　小结

目前,在临床中进行平片 X 线摄影时有多种数字技术可供选择。CR 和 DR 技术是探测器技术发展过程中的巨大飞跃。一种电子探测器的特性和性能会影响 X 线摄影技术的选择、患者的辐射剂量和放射图像的诊断质量。尽管目前 SF 和数字技术(CR 和 DR)在许多国家都被同时采用,但在不远的将来,数字技术会成为发展趋势。

(许志丹　王　骏　刘丹木　杨　磊　杨晓鹏　张文杰　译)

参考文献

1. Vaño E, Fernández JM, Ten JI, Prieto C, González L, Rodríguez R, de Las Heras H. Transition from screen–film to digital radiography: Evolution of patient radiation doses at projection radiography. Radiology. 2007;243:461–6.
2. Persliden J. Digital radiology and the radiological protection of the patient. Eur Radiol Syllabus. 2004;14:50–8.
3. Pascoal A, Lawinsky CP, Mackenzie A, Tabakov S, Lewis CA. Chest radiography: a comparison of image quality and effective dose using four digital systems. Radiat Prot Dosimetry. 2005;114:273–7.
4. Busch HP. Image quality and dose management for digital radiography—final report. In: DIMOND. 3rd ed. European Commission. Available at http://www.dimond3.org/European (2004).
5. Schaefer-Prokop CM, De Boo DW, Uffmann M, Prokop M. DR and CR: recent advances in technology. Eur J Radiol. 2009;72:194–201.
6. Lança L, Silva A. Digital radiography detectors—a technical overview: Part 1. Radiography. 2009;15:58–62.
7. Lança L, Silva A. Digital radiography detectors—a technical overview: Part 2. Radiography. 2009;15:134–8.
8. Uffmann M, Schaefer-Prokop C. Digital radiography: the balance between image quality and required radiation dose. Eur J Radiol. 2009;72:202–8.
9. Williams MB, Krupinski EA, Strauss KJ, Breeden 3rd WK, Rzeszotarski MS, Applegate K, Wyatt M, Bjork S, Seibert JA. Digital radiography image quality: image acquisition. J Am Coll Radiol. 2007;4:371–88.
10. Körner M, Weber CH, Wirth S, Pfeifer KJ, Reiser MF, Treitl M. Advances in digital radiography: physical principles and system overview. Radiographics. 2007;27:675–86.
11. Samei E, Seibert JA, Andriole K, Badano A, Crawford J, Reiner B, Flynn MJ, Chang P. AAPM/RSNA tutorial on equipment selection: PACS equipment overview. Radiographics. 2004;24:313–34.
12. Sonoda M, Takano M, Miyahara J, Kato H. Computed radiography utilizing scanning laser stimulated luminescence. Radiology. 1983;148:833–8.
13. Schaetzing R. Computed radiography technology. In: Samei E, Flynn MJ, editors. Advances in digital radiography: RSNA categorical course in diagnostic radiology physics. Oak Brook, IL: Radiological Society of North America; 2003. p. 7–21.
14. Samei E. Performance of digital radiographic detectors: factors affecting sharpness and noise. In: Samei E, Flynn MJ, editors. Syllabus: advances in digital radiography-categorical course in diagnostic radiology physics. Oak Brook, IL: Radiological Society of North America; 2003. p. 49–61.
15. Chotas HG, Dobbins III JT, Ravin CE. Principles of digital radiography with large-area, electronically readable detectors: a review of the basics. Radiology. 1999;210:595–9.
16. Chotas H, Ravin C. Digital chest radiography with a solid-state flat-panel X-ray detector: contrast-detail evaluation with processed images printed on film hard copy. Radiology. 2001;218:679–82.
17. Rowlands J. The physics of computed radiography. Phys Med Biol. 2002;47:R123–66.

18. American Association of Physicists in Medicine. Acceptance testing and quality control of photostimulable storage phosphor imaging systems. In: Report of AAPM Task Group 10. Available at http://www.aapm.org/pubs/reports/RPT_93.pdf (2006).

19. Kotter E, Langer M. Digital radiography with large-area flat-panel detectors. Eur Radiol. 2002;12:2562–70.

20. Culley JD, Powell GF, Gingold EL, Reith K. Digital radiography systems: an overview. Available at http://www.hologic.com/oem/pdf/DROverviewR-007_Nov2000.pdf (2000).

21. Cha KB, Lee SJ, Muralidharan P, Kim DK, Kim JY, Cho G, Jeon S, Huh Y. Novel nanocrystalline $Gd_2O_3(Eu)$ scintillator screens with a micro-pixel structure for high spatial resolution X-ray imaging. Nucl Instrum Meth Phys Res A. 2011;652:717–20.

22. Cha KB, Kim JY, Cho G, Seo CW, Jeon S, Huh Y. Quasi-pixel structured nanocrystalline $Gd_2O_3(Eu)$ scintillation screens and imaging performance for indirect X-ray imaging sensors. Nucl Instrum Meth Phys Res A. 2011;648:S12–5.

第**3**章

数字 X 线探测器性能

摘　要

数字成像系统物理特性的描述需要对探测器物理性能进行计算和测量。以下措施,如调制传递函数(MTF)、噪声功率谱(NPS)和量子检测效率(DQE),用以客观评价数字探测器的性能。

为了提供从原始数据图像计算而来的 MTF、NPS 和 DQE,必须执行以下方法,其包括两个主要步骤:(1)图像采集;(2)定量测定计算。本章全面描述了数字 X 线探测器性能测定的方法。

关键词

数字 X 线摄影;探测器;性能;物理性能;测量;调制传递函数;噪声功率谱;量子检测效率;客观;图像采集;定量测定

1 引言

量子检测效率(detective quantum efficiency,DQE)是当前 X 线探测器性能测试的金标准。这是从先前计算的调制传递函数(modulation transfer function,MTF)和噪声功率谱(noise power spectra,NPS)获得的性能测试的方式,通过完成一项标准的、定序的方法来实现这一过程。

本章介绍图像获取协议和计算 MTF、NPS 和 DQE 功能的步骤,并通过计算机 X 线摄影(computed radiography,CR)和数字 X 线摄影(digital radiography,DR)系统评估的结果来说明数字图像获取的过程。

2 图像采集

采用一种方法来确定 DQE、MTF 和 NPS 需要从被评估的数字系统中获取简单的 X 线图像。依据国际电工委员会(IEC)提出的边缘方法,以两种数字系统[CR(BaFBr:EU^{2+})系统和 DR(CsI/aSi)系统]获得图像采集为例来解释这一方法[1]。

最典型的边缘方法是通过采用一个边缘光滑、不透明的物体(吸收入射 X 线束)来实现。

图 3-1 边缘图像。

这将产生一个明确的黑色和白色的边缘图像(图 3-1),用于 MTF 和 DQE 测定。

X 线摄影技术、光束的几何形状,以及照射条件下从 CR 和 DR 系统获得的边缘图像,应遵循 IEC 62220-1 标准[1]。据此,在此例中,这两个系统依据 IEC 推荐的标准,采用标准光束质量 RQA5 进行评估[1]。RQA5 技术通过附加 21mm 的 Al 滤过、调整球管电压来实现 70kV 7.1mm 的半价层(half-value layer, HVL)。

RQA5 采用校准剂量仪(CONNY®Ⅱ 质量控制剂量仪, PTW)置于探测器上,测定探测器曝光时的 mAs 值范围。两个系统的曝光剂量约为 4μGy。

采用一个不透明的边缘测试装置(例如,使用 1mm 厚的铜板)直接放置在探测器表面上获得边缘测试图像。建议与探测器轴线的角度为 1.5°~3.0°,从多个像素阵列组获得测试结果。在焦点-探测器距离(focus-detector distance, FDD)为 150cm 时获得没有防散射滤线栅的图像。同样曝光条件下获取边缘图像、平面图像(图 3-2),以进行 NPS 评估。

然后采用 MATLAB®常规进行 CR 和 DR 系统的性能评价。依据 IEC 62220-1 标准的建议,采用一种算法确定两个系统预采样的 MTF。从 NPS 图像中计算 DQE,用边缘测试图像测定 MTF。DQE 测定步骤见图 3-3。

下面将进一步介绍数字 X 线摄影图像系统物理性能的测定,并举例说明。

3 定量测定方法

从 DICOM 图像确定不同的参数,需使数据线性化。在单个像素的基础上,对原始数据进行逆变换函数计算,获得线性化数据。由于变换函数是以输出水平(原始数据)作为每单位面积曝光量子数量的函数,线性化数据为每单位面积曝光量子数[1],这意味着计算应在内曝光

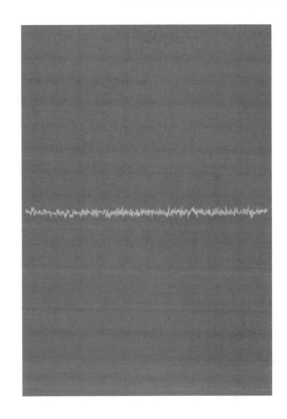

图 3-2 平面图像上平均灰阶水平上下差异放大的轮廓。

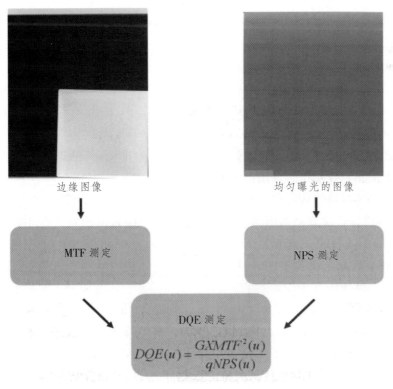

图 3-3 DQE 测定步骤示意图。

域进行,同时变换函数要求与曝光相关的像素值对应原始像素值。

DR 类型的探测器几乎呈线性,其逆函数如下:

$$E=F^{-1}(P_{raw})=aP_{raw}+b \tag{3.1}$$

其中,a 和 b 是常数,P_{raw} 是图像文件中的像素值。

对于 CR 类型的探测器,直接关系为常用对数,因此:

$$P_{raw}=a \ln(E)+b \tag{3.2}$$

$$E=F^{-1}(P_{raw})=\exp(\frac{P_{raw}-b}{a}) \tag{3.3}$$

实际计算中,常数 a 和 b 通常是制造商提供或由实验测得。

对于这两种情况,通过简单转换,像素值和曝光之间呈线性关系:

$$PV_{lin}=CE= CF^{-1}(P_{raw}) \tag{3.4}$$

PV_{lin} 是线性化的像素值,C 是标准常数。

为了估算 MTF、NPS 和 DQE,假定图像探测器为线性系统,根据 IEC 62220-1 国际标准,进行了这种变换和线性化。

4 调制传递函数测定

MTF 是衡量一种成像探测器在不同空间频率把物体对比复制成图像对比的能力[2]。

测量 MTF 的一项常用技术是评价成像系统对边缘物体的响应[3,4]。在这里所列举的例子中,预采样 MTF 测量依据 IEC 的推荐使用边缘方法[1]。该方法需要使用一个不透明的边缘测试装置。在本例中,将一个 1mm 厚的不透明的边缘测试设备(铜)直接放置在探测器表面,与探测器轴成角 1.5°~3.0°。

使用我们所介绍的方法,需要五个步骤确定 MTF:

步骤 1:获取 1 幅子图像(水平和垂直),包含边缘的大部分。图 3-4a 显示从边缘图像获得的样本,以提供水平方向的 MTF 和垂直方向的 MTF。图 3-4b 显示 1 幅子图像,表示该样本含有边缘的大部分。

步骤 2:有必要通过提取图像的轮廓来确定边缘。使用 Sobel 边缘探测器检测边缘(图 3-5a)。Hough 变换(HT)应用于二进制图像在过采样倾斜滤线栅内进行 HT 计算。Hough 变换的峰值坐标决定"边缘"线的角度和截距(图 3-5b)。

步骤 3:沿估计边缘方向的图像的过采样投影(10×像素采样),然后计算边缘扩散函数(edge spread function,ESF),定义为感兴趣区域(region of interest,ROI)的平方(图 3-4b)。N 个连续行的线性数据的像素值(即行数或列数)穿过边缘产生一个过采样边缘曲线(图 3-6)。

步骤 4:计算 ESF 的导数(图 3-7a)。采用一种核(-1,0,1)对过采样 ESF 进行微分,产生过采样线性扩散函数 (line spread function,LSF)。采用移动高斯加权多项式窗口绘制平滑 LSF 导数图(图 3-7b)。

步骤 5:采用 LSF 一维傅立叶转换(Fourier transform,FT)的绝对值获得 MTF,其值在傅立叶空间的中心为常数。

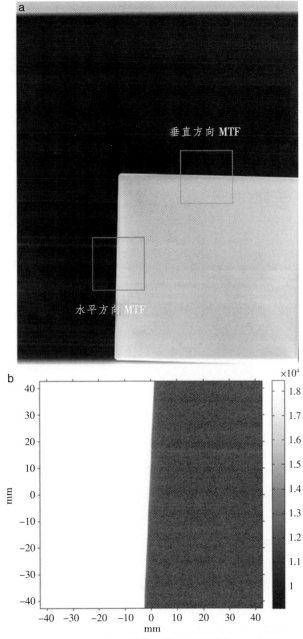

图 3-4 (a,b)边缘图像和样本子图像的 MTF 测定。

图 3-8 显示,在此例中,DR 和 CR 探测器沿水平和垂直方向确定 MTF。固定管电压为 70kV,采用 21mm 附加铝过滤和标准线束条件 RQA5。

在 MTF=0.5 的点,DR 探测器的性能(图 3-8a,b)为 1.2 周期/毫米(水平方向)和 1.3 周期/毫米(垂直方向)。在 MTF=0.1 的点,空间频率为 2.3 周期/毫米(水平方向)和 2.5 周期/毫米(垂直方向)。在先前的结果中,与 MTF=0.5 的点报告的结果类似。

在图 3-8c,d 分别描绘了 CR 探测器 MTF 在水平方向上(x)和垂直方向上(y)的响应。在

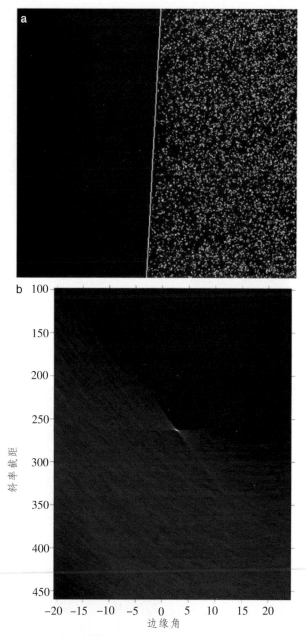

图 3-5 (a,b)图像的 2 个阈值、角度和"边缘"线的斜率截距。

MTF=0.5 的点,CR 探测器的性能为 1.8 周期/毫米（水平）和 1.6 周期/毫米（垂直方向）。在 MTF=0.1 的点,空间频率为 3.4 周期/毫米(水平方向)和 3.3 周期/毫米(垂直方向)。相对于其他的报告,MTF=0.5 和 MTF=0.1 揭示了更高的空间频率分辨率[7],分别为 1.6 、1.5(x,y)和 3.7 、4.0 (x,y)。在 x 方向扫描(图 3-8c)的低频部分观察到轻微的过冲量。在 0~0.5 周期/毫米之间(图 3-8d)观察到负脉冲信号。这可能是由于图像边缘变迁。在沿物体边缘由亮到黑的转化中,扫描线的不足或过冲证实为计时错误或激光束调制问题,导致物体边缘偶尔描述不正确。对于任何由于同步不良所致一个信号或一幅图像的失真现象通常可以用"抖动"一词来描述[8]。

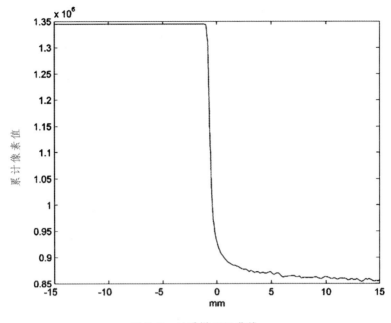

图 3-6　过采样 ESF 曲线。

DR 平板探测器(碘化铯)在 MTF 为 0.5 和 0.1 时表现为陡峭的响应曲线,分别为 1.2~1.3 周期/毫米(水平-垂直),2.9~3.1 周期/毫米的频率范围。而 CR 探测器(BaFBr:Eu²⁺)在 MTF 为 0.5 和 0.1 的水平呈现出小幅走高的趋势。MTF 为 0.5 和 0.1 时表现为 1.6~1.8 周期/毫米(水平-垂直)和 3.3~3.4 周期/毫米(水平-垂直)的频率范围。

以上例子可以验证 MTF 测量成像探测器对于物体在不同空间频率下所产生的影像对比度的能力。

5　噪声功率频谱测定

NPS 通常被称为维纳频谱 (Wiener spectra, WS), 是测量噪声特性和图像中所有频谱特性的一个图像质量指标, 能更全面地描述图像中的噪声。根据 IEC 的建议, NPS 基于二维傅立叶变换的均方值计算出 ROI 重叠的 K 值 (256×256 像素)。采用在 160mm 直方图后方的、位于中央部的一个 125mm×125mm 区域, 去估测 NPS, 然后计算 DQE[1]。为此, 选择 K 值, 以便至少 400 万独立的图像像素被安排在一个独立的平面图像内(图 3-9a), 在任何空间方向内有至少 256 个像素。NPS 是从 2D NPS 图像(图 3-9b)中获得的 15 行(x-水平)和 15 列(y-垂直)平均值。

为了尽量减少低频率对每个完整图像的线性化数据的影响, 依据拟合二维二项式 $p(x,y)$ 进行趋势去除。不应用任何窗口计算每个 ROI 的二维傅立叶变换。图 3-10 显示 2D 点状图, 其中点代表平面图像原始数据, 面表示多项式表面拟合数据。

用函数(3.5)计算 NPS, 其中 $A(x,y)$ 是线性化原始像素数据:

$$f(x,y)=A(x,y)-p(x,y) \tag{3.5}$$

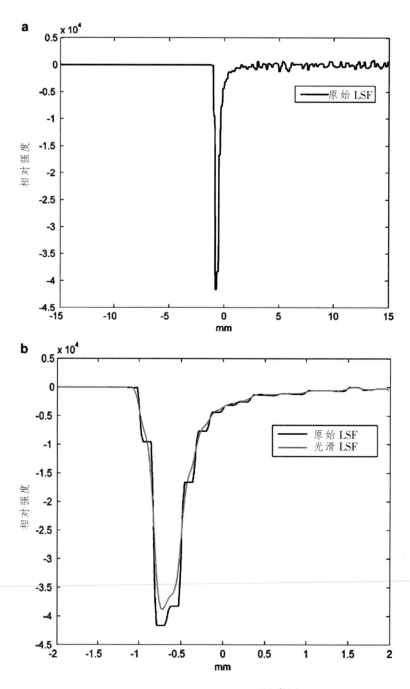

图 3-7　(a,b)过采样 LSF 曲线(见彩图)。

通过傅立叶变换估算每个独立区域的 NPS。将这些频谱适当地标准化并加以平均,以获取二维 NPS。若要获取一个光滑的 NPS 估算,必须经常采用大面积区域。如前所述,可从单个均匀 X 线图像中分区,也可从整个 X 线图像中获取[9]。

图 3-11 显示 4μGy 时 NPS 的空间频率函数。曲线图显示 DR(图 3-11a,b)和 CR(图 3-11c、d)探测器沿 x(水平)和 y(垂直)方向的 NPS。

DR 探测器的 NPS 在两个方向的曲线(图 3-11a,b)呈现相似的趋势,显示在两个方向上

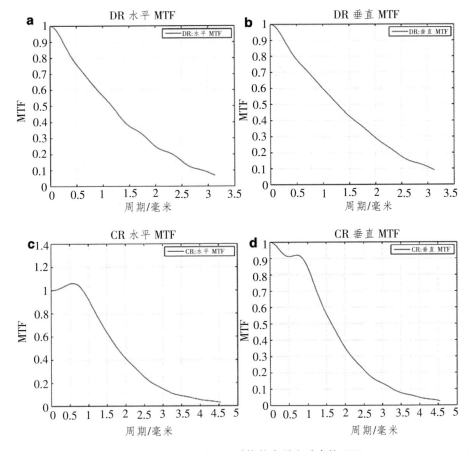

图 3-8　(a~d)DR 和 CR 系统的水平和垂直的 MTF。

没有大的差异。探测器似乎提供了良好的高频信息传输(0.5~2 周期/毫米),但也有低频噪声(3 周期/毫米以上)。

观察 CR NPS 曲线(图 3-11c,d),在两个方向上似乎呈类似的趋势。结果显示在较高频率(0.5 周期/毫米以上)NPS 陡然下降,然后呈一个平坦的曲线,达 3 周期/毫米。与 DR 探测器相比,此曲线显著突出 NPS 的差异。

与以荧光为基础的探测器相比,DR 探测器的 NPS 曲线相对平坦。建议使用专用探测器的设计以降低直接探测器的锐利度,从而减少信号和噪声失真的可能性[9,10]。

6　量子检测效率测定

DQE 是一种综合测试成像系统噪声和对比性能的方法,表达为物体细节的函数。这种探测器性能的测试测定了探测器的输入与输出信噪比(signal-to-noise radio,SNR)的传输。如前所述,从图像的 NPS 和边缘测试图像的 MTF 测定计算 DQE。因此,频率依赖的 DQE 即 DQE(u)方程是:

$$DQE(u) = \frac{GXMTF^2(u)}{qNPS(u)} \tag{3.6}$$

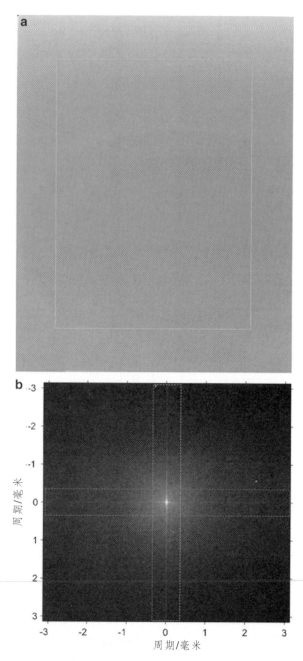

图 3-9 平面图像(a)感兴趣区(ROI)与 NPS 的方向(b)(见彩图)。

其中,G 为增益因子,当 G=1 时,数据作线性化计算;X 是与 NPS 测量(μGy)相关联的探测器曝光;$\mathrm{MTF}(u)$ 是预采样 MTF;q 是理想的 SNR 的平方(每单位面积、每 μGy 入射 X 线量子);$\mathrm{NPS}(u)$ 是输出图像的 NPS。

当前推荐用 DQE 的方法描述探测器的性能[1]。DQE 越高,探测器的 SNR 特性越好。图 3-12 显示了本章中两种数字探测器通过 DQE 测定的评价。

如前所述,曲线图显示了 DR(图 3-12a,b)和 CR 探测器(图 3-12c,d)沿 x(水平)和 y(垂

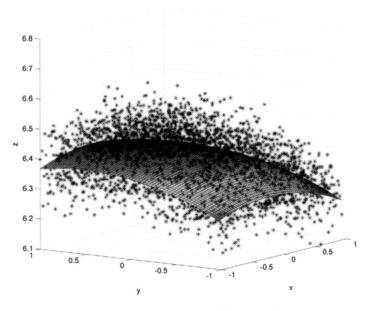

图 3–10 二维多项式表面拟合数据(见彩图)。

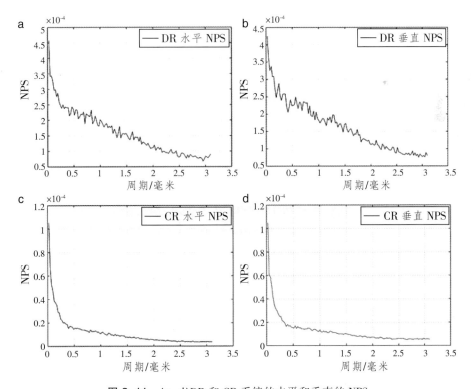

图 3–11 (a~d)DR 和 CR 系统的水平和垂直的 NPS。

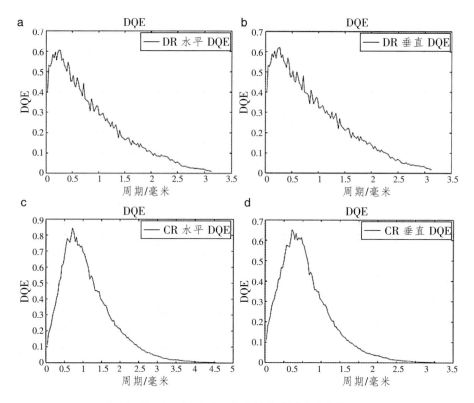

图 3-12　(a~d)DR 和 CR 系统的水平和垂直的 DQE。

直)方向的 DQE。

DQE 是通过 MTF 和 NPS 的计算来测定的。图 3-12a、b 显示 DR 探测器性能在水平方向上相当于 4μGy 曝光水平上的曲线响应。总的来说,DR 系统显示了如前所述的噪声和分辨率组合宽范围的性能响应。DQE 在空间频率 0~0.5 周期/毫米达到峰值(60%),通常在较低的空间频率上降低。

图 3-12c,d 描述了 CR 探测器的 DQE。正如预期的那样,结果受到 MTF 和 NPS 测量的影响。在 0.5~1 周期/毫米时,在水平和垂直方向上,DQE 分别在 85% 和 66% 时达峰值。

在所有空间频率上,这两种数字系统 MTF 转换成 DQE,而在低空间频率时 NPS 导致 DQE 降低,从而影响 DQE 曲线的形状。在第 6 章中,我们将整合这些指标成为一个综合的图像质量评价方法。

7　小结

通过这些例子,为数字 X 线探测器性能测量提供了一种方法。使用客观的测量方法,如 MTF、NPS 和 DQE,使描绘数字成像系统的特性成为可能。依据 IEC 所推荐的方法,结果显示,在相同的曝光条件下 DR 和 CR 系统有不同的响应[1]。

发现 CR 探测器意想不到的差异归咎于激光束的调制问题。DR 系统探测器响应似乎与其他报告相似。实施的方法似乎是可靠的,但应该在不同厂商的各种数字系统中进行测试。

　　虽然该评价方法的目的是测试系统的性能，但作为一个整体评价系统时客观测试是不足的。探测器的物理性能测试常常仅描绘了成像系统的图像接收器部分的性能。有关频域内图像质量度量的定量测试方法，如 MTF、NPS 和 DQE 目前被认为是最先进的。有必要进一步研究探测器发生作用的情况及其对图像质量的影响。

（李梦杰　王　骏　刘丹木　杨　磊　杨晓鹏　译）

参考文献

1. International Electrotechnical Commission. Medical electrical equipment—characteristics of digital X-ray imaging devices. Part 1: Determination of the detective quantum efficiency. In: International Standard IEC62220-1, Geneva; 2003.
2. Samei E. Performance of digital radiographic detectors: quantification and assessment methods. In: Samei E, Flynn MJ, editors. Syllabus: advances in digital radiography—categorical course in diagnostic radiology physics. Oak Brook, IL: Radiological Society of North America; 2003. p. 37–47.
3. Dobbins JT. Image quality metrics for digital systems. In: Beutel J, Kundel H, Van Metter RL, editors. Handbook of medical imaging. Washington, DC: SPIE Press; 2003.
4. Samei E, Buhr E, Granfors P, Vandenbroucke D, Wang X. Comparison of edge analysis techniques for the determination of the MTF of digital radiographic systems. Phys Med Biol. 2005;50:3613–25.
5. Lawinsky C, Mackenzie A, Cole H, Blake P, Honey I. Digital detectors for general radiography. A comparative report. In: KCARE. Centre for Evidence-based Purchase. Available at www.pasa.nhs.uk (2005).
6. Doyle P. Assessment and optimization of digital radiography systems for clinical use [doctoral dissertation]. Glasgow: Department of Clinical Physics, Glasgow University; 2009.
7. Mackenzie A, Honey I, Emerton D, Blake P, Cole H, Lawinsky C. Computed radiography systems for general radiography. In: KCARE. Centre for Evidence-based Purchase. Available at: www.pasa.nhs.uk (2006).
8. Rampado O, Isoardi P, Ropolo R. Quantitative assessment of computed radiography quality control parameters. Phys Med Biol. 2006;51:1577–93.
9. Samei E. Performance of digital radiographic detectors: factors affecting sharpness and noise. In: Samei E, Flynn MJ, editors. Syllabus: advances in digital radiography-categorical course in diagnostic radiology physics. Oak Brook, IL: Radiological Society of North America; 2003. p. 49–61.
10. Rowlands JA, Ji WG, Zhao W, Lee DL. Direct conversion flat panel X-ray imaging: reduction of noise by presampling filtration. Proc SPIE. 2000;3977:446–55.

第 4 章

关于数字科技的技术探讨

摘 要

本章探讨了数字科技的技术要点。在简要介绍放射设备和技术的同时探讨了有关数字技术的要求和优势。相比传统模拟系统或屏－片(SF)系统,数字技术具有诸多优势。而从事临床实践的从业者应了解一些技术因素,如图像采集、患者剂量管理以及诊断图像质量。因此,用于 X 线摄影的数字技术需要使用最新的科学知识。本章描述了有关数字科技的技术性提案。

关键词

技术;数字技术;放射设备;需求;优势;传统;模拟;屏－片系统;临床实践;图像采集;X 线摄影

1 引言

自从伦琴发现 X 线以来,胶片一直作为 X 线摄影的成像载体。在过去的 30 年里,计算机的应用和放射技术学得到了很大的发展。在临床实践中正在使用的技术已经实现数字化。从传统图像采集到数字图像采集的转变,要求放射专业人员在数字技术中评估、回顾和改善 X 线摄影步骤,涉及图像质量和辐射防护。

与模拟探测器相比,数字探测器具备以下几个优点:宽的动态范围、可调节图像处理、更好的图像质量、更快地采集和读出图像,并可远程评价图像。本章简要介绍一些与实践应用相关的数字技术、放射设备和技术的特点,并讨论了数字技术的要求和优势。

2 实践中的数字技术

数字 X 线摄影技术被引入临床实践, 但是有必要实现并使用适当的方法去评估和优化系统性能,从而保证使用数字技术时的安全和质量。从屏－片(screen-film,SF)系统到数字技术的转型,对 X 线医疗服务提供者、研究人员和其他医护人员来说是一种挑战。Nyathi 的一项研究表明,对使用新的数字技术的人员进行专业的正规教育是有必要的[1]。从传统的 SF 系统过渡到以数字技术为基础的系统突出了技术因素的重要性,如图像采集、患者剂量管理和图像的诊断质量。

数字 X 线摄影系统提供不同的解决方案,该解决方案在进行 X 线摄影检查时可以更改该工作流程。一个非集成探测器,如计算机 X 线摄影(computed radiography,CR)系统,采用传统的 SF 工作模式,使同一患者可以灵活定位,并可以使用现有的基础结构和 X 线摄影装备。另一方面,集成探测器如直接 X 线摄影系统提供更快的一系列 X 线摄影。直接 X 线摄影系统基于非暗盒操作,并在 X 线摄影检查期间提高时间效率。

在对 SF 和数字技术进行比较时,相关的工作流程将被改变。数字技术包括数字探测器的使用[计算机 X 线摄影或数字 X 线摄影(digital radiography,DR)],一个数字网络基础设施(包括计算机和工作站)、激光打印机和数字存储。使用数字系统的放射学实践,使得医院、诊所和影像中心之间捕获数据、数字存储和传递信息成为可能。

数字技术这些特性可以让两个不同地方的临床医师同时阅片及讨论同一幅图像,而这对传统 X 线胶片采集的图像通常是不可能的。

当然,在实践中采用数字技术时,从业人员必须密切关注涉及设备和技术的许多技术问题。

3 设备和技术

放射设备的性能和良好的 X 线摄影技术是两个重要的问题,涉及 X 线摄影图像质量和剂量限制。在进行数字 X 线摄影检查时,这些重要技术问题是放射师和实际操作人员需要考虑的。本章对此进行进一步的回顾。

3.1 X线管和X线产生

X 线管是一个密闭的玻璃管,其内的空气被抽空,形成一个真空环境。X 线管里有两个主要结构:阳极和阴极[2]。这些组件的协同工作产生一束强度稳定、穿透性好和空间分布好的 X 线光子[3]。在管内产生的高能量电子流与物质相互作用并将它们的动能转换为电磁辐射:X 线。

在 X 线管内,阳极是高压回路的正电荷极(阳极)。其与 X 线管中间的铜体相连,允许阳极在密封的玻璃管内自由旋转[2]。钨制成的圆盘板被置于阴极对面的阳极上,吸引从阴极发射的阴极电荷(电子)。

阴极是 X 线管内的负极,包含一个线圈式钨丝。当灯丝加热电流通过时,它会释放一定数量的阴极电荷电子,电子被吸引到阳极,从而产生电磁辐射(X 线)。图 4-1 显示一个简单的 X 线管与射线束示意图。

当一个极高电子电压(kV)被施加在阴极和阳极之间时,阴极的钨丝产生的电子被加速并吸引撞击阳极的钨靶。产生 X 线束的特性将取决于施加的能量(施加的电子电压——kV)和每秒产生的电子数(管电流和曝光时间——mAs)。当电子撞击阳极时,大多数电子产生的能量以热能的形式释放。

因此 X 线束的产生是通过携带高电压的加速电子,它们与金属靶碰撞导致突然减速后,再与金属靶原子相互作用:这些 X 线被称作轫致辐射或制动辐射。同时,如果电子有足够的

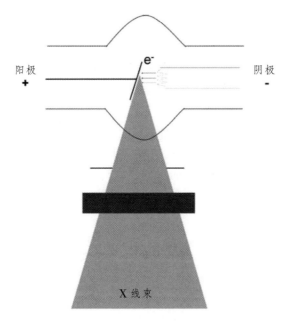

图 4-1　X 线球管和射线束示意图。

能量,电子可以在内层轨道和电离原子相互作用。在原子改变期间,电子从较高能级跃迁到低能级填补空缺,发射 X 线光子,光子能量取决于电子能级水平。这些 X 线称为特征辐射。由于焦点发射的电子的影响,5% 的能量以 X 线形式产生。

调整管电压和管电流会影响线束特性,进而影响图像质量和患者的辐射剂量。

3.2　曝光参数

对每个临床检查,最适当的 X 线摄影技术的选择涉及曝光参数的正确选择。曝光参数影响和决定 X 线束的数量和质量。放射师有责任选择适当的曝光技术参数,除了那些与特定设备性能相关的部分[4]。

这 4 个主要的曝光参数包括管电压(kV)、管电流(mA)、曝光时间(s)以及焦点至探测器的距离。曝光时间和管电流是一个独特的曝光因素——毫安秒(mAs)。获取一幅 X 线摄影图像,管电压和曝光时间是最需要考虑的重要因素[4]。

对于特定的影像学研究和患者的特性,放射师可以改变线束质量的调制操作。曝光因素的修改,如线束的穿透力(通过调整管电压 kV)和线束数量(通过调整管电流 mA),影响图像质量和剂量。

通过改变曝光参数,增加管电压(kV),可获得更具穿透力的 X 线。这个措施使得 X 线对组织有更好的穿透,从而降低患者的散射辐射和吸收剂量。

患者的剂量通常在高管电压时较低,为了使用最高的管电压(kV),有必要寻求一个折中的方法。这一措施在最低可能的水平上减少患者的剂量,且没有将图像对比度降低到不可接受的水平[4]。

较低的曝光时间也可以提高图像质量,其主要受入射皮肤剂量 (entrance skin dose,

ESD)和有效剂量的影响。保持 mAs 不变时,可以选择增加 mA 或减少曝光时间(s)。由于缩短了曝光时间,减少了运动模糊,从而改进了图像质量[5]。

虽然在数字 X 线摄影系统 X 线束变化不会影响 X 线摄影图像,对诊断人员意味着和 SF 系统成像是一样的,但是它会影响患者剂量,这在本章将会进一步讨论。

3.3 准直器和照射野尺寸

准直器限制了人体检查的部分有用 X 线束。可调节光圈定位准直器是最常用的,它们限制了 X 线束的大小,防止组织不必要的曝光。准直器也可以减少散射线,进而提高图像对比度分辨率[6]。采用尽可能小的准直器使患者的组织减少照射,因此可减少患者的接收剂量[7]。

研究从模拟到 DR 的转换,Zetterberg 验证了这一假说:自从数字化用于腰椎 X 线摄影,准直器实际上使用得很少了[8]。在数字图像中,相对于模拟图像,诊断兴趣以外区域照射的比例更大。Zetterberg 的发现总结为:履行 DR 的操作步骤,较大区域的照射导致患者不必要的高辐射剂量[8]。

照射野大小可能是最重要的因素之一,这导致组织曝光剂量的差异。考虑到使照射野尺寸尽可能小,执行所有检查是有必要的[9]。照射野尺寸的校准对图像质量和剂量有一定影响。相关的剂量–面积乘积(dose-area product,DAP)测量将进一步讨论。

3.4 X 线源到影像探测器距离

X 线源到影像探测器的距离(source to image-detector distance,SIDD)是到达探测器的线束强度的决定因素。到达探测器的辐射强度遵循平方反比定律。根据这个数学原则,辐射强度降低与 X 线源到探测器距离的平方呈反比[4]。平方反比定律数学表达式是[4]:

$$\frac{I_1}{I_2} = (\frac{d_2}{d_1})^2 \tag{4.1}$$

I_1 是从 X 线源到探测器距离 d_1 处的强度,I_2 是从 X 线源到探测器距离 d_2 处的强度。

通常在标准 X 线摄影检查中,SIDD>100cm,但就胸部 X 线摄影来讲,为减少几何锐利度来增强图像细节,摄影距离为 180cm。合适的 SIDD 对于提高几何锐利度至关重要。缩短 SIDD,将会导致不可接受的几何模糊度和剂量的增加。通过选择正确的 SIDD,不仅可以改善空间分辨率(锐利度),还可以降低患者的剂量。这就意味着 SIDD 将会影响探测器的曝光与图像的质量。

3.5 防散射滤线栅

防散射滤线栅通常对特定部位曝光时采用(例如,腰椎)。高吸收区域产生大量散射线,导致影像质量在信噪比和对比度方面退化,所以需要利用滤线栅[10]。滤线栅被放置在患者与探测器之间的滤线器内。滤线栅设计使大部分的原发射线通过并到达探测器,同时吸收高比例的散射线。

滤线栅采用低原子序数作为间隙材料,栅比为 12∶1,在所有散射条件下可最大程度改善信噪比[11]。

照射条件不同时剂量减少各不相同,在低管电压、高栅比和低栅密度时剂量减少较大。在成人腰椎前后位(anterioposterior,AP)摄影时,70kV、栅密度为 36 线对/厘米,栅比为 12 时,患者的平均吸收剂量一般降低 30%[12]。

Uffmann 指出,以 CR 和 DR 系统为代表的面积探测器容易受到散射的影响[10]。出于这个原因,一般的做法是应用类似于传统 X 线摄影的防散射滤线栅(例如,站立位胸部 X 线摄影,脊柱、骨盆与四肢的 X 线摄影)。

3.6　射线滤过

射线滤过有助于减少患者的 ESD[13]。当附加滤过增加到超过 4mm Al 时,可减少近50%的剂量[14]。据 Monte Carlo 预测,用 DR 系统获得胸部 X 线图像,与不用铜(Cu)滤过相比,采用铜(Cu)滤过可获得类似图像的质量,患者剂量可减少 31%[15]。仿真实验研究证实,在 CR 系统里,当使用线束滤过时,ESD 可以大幅减少[13]。在 125kV、180cm 的条件下进行胸部后前位摄影,采用额外的 Cu 滤过,其 ESD 会下降。在 125kV 时,线束滤过从 0mm 的 Cu 增加到 0.3mm 时,ESD_{DAP} 将减少 52%(表 4-1)。

表 4-1　技术参数与滤过(胸部后前位 X 线摄影)

管电压	滤过(mm Cu)	mAs	DFD(cm)	FSD(cm)	DAP($\mu Gy*m^2$)	ESD_{DAP}(mGy)
125kV	0	3.26	180	155	12	0.19
	0.1	3.76	180	155	8.7	0.14
	0.2	4.24	180	155	7.3	0.12
	0.3	4.77	180	155	6.3	0.10

当额外滤过增加,因为滤过厚度的增加补偿低能光子,所观察的 mAs 也增加 (3.26~4.77)。因而,为了保持必要的出线光子通量,有必要增加 X 线管输出。

后前位(posteroanterior,PA)X 线摄影曝光指数(lgM)值在 125kV 时颇为相似(2.04;2.03)(图 4-2)。

这表明在 CR 探测器,在不同的滤过下有类似的曝光,并且对探测器发出所需要的适当的曝光,才能产生 1 幅精确的图像。在这种情况下,需要提醒是,不同的线束滤过曝光探测器是相当类似的,但是在 125kV,从 0mm Cu 到 0.3 mm Cu 增加线束的滤过,患者的 ESD 可以减少 52%(ESD_{DAP})。采用额外的滤过时,曝光指数(lgM)没有实质性的差异,但可以显著减少患者辐射曝光。

3.7　数字技术的要求和进展

数字 X 线探测器是数字 X 线摄影系统的关键组成部分。它必须满足以下几个要求:照射野大小、像素尺寸、灵敏度、动态范围、内部噪声和读出[16,17]。

对于所有 X 线检查,DR 尺寸或探测器的大小必须足够大。理想状态下,在没有探测器旋转的情况下,它应该至少有 43cm×43cm 的激活区域以允许垂直和水平方向成像。对于传

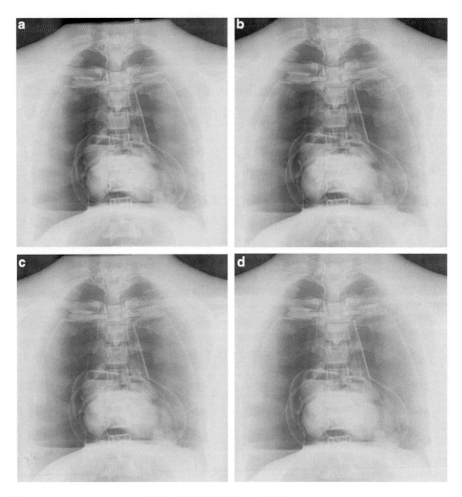

图 4-2　(a~d) 在 125kV 条件下胸部后前位 Cu 滤过和 lgM：(a)125kV,0mm Cu,lgM 为 2.04；(b)125kV,0.1mm Cu,lgM 为 2.03；(c)125kV,0.2mm Cu,lgM 为 2.04；(d)125kV, 0.3mm Cu,lgM 为 2.04。

统平片 X 线摄影,CR 有不同暗盒大小的标准尺寸 (例如,18cm×24cm、24cm×30cm、35cm× 43cm)。这些暗盒包含相应的成像板(image plate,IP),它用于相应区域的检查。

图像的最大空间分辨率被定义为像素的大小和间距 (即像素中心之间的间距或距离)。在 CR 中,像素大小影响系统的分辨率,其典型范围为 100~200μm(取决于暗盒探测器的尺寸),然而在 DR 探测器中,其典型范围为 127~200μm。

由于 SF 系统是模拟成像且胶片受限于能够产生的最大光学密度,而数字系统则通过图像矩阵提供像素强度变化。通过采用二进制,数字系统可呈现一个在空间信号强度变化的采样图案,并在图像中的坐标和在"真实世界"中的空间位置之间有直接的对应关系[18]。

灵敏度或动态范围必须足够高,以满足低剂量操作。数字探测器比 SF 具有更高的灵敏度或更高的探测效率。这使得在所有空间频率对于小的和大的图像结构都能显示,具有更好的图像质量。

动态范围必须足够宽以覆盖强度的宽范围。通常,数字探测器的动态范围是 1：10000,

这比起 SF 系统(1∶30)高出很多。这种宽动态范围的数字系统,可以使数字图像的灰阶值的数量最大化(图 4-3)。此特性是涉及曝光误差的关键因素。显著减少重复拍片进而减少患者的放射线曝光是数字探测器宽动态范围的积极作用[19]。

固有噪声源必须足够小,以保持图像质量。这些噪声源可能与诸如数字探测器的捕获元件、连接元件、收集元件相关[20]。

读出时间必须足够快,以满足工作流程的效率,这依赖于技术的类型:在 CR 中,更大的成像板比较小的成像板读图耗时更多(如,30~40s)。在 DR 中,读出过程可能需要 1.3s[21]。由 Samei 提供的常用系统属性的比较见表 4-2[22]。

这些要求或属性在数字 X 线技术中是非常重要的,因为它们会影响图像质量、剂量效率和工作流程。事实上,与 SF 系统相比,数字 X 线摄影技术可以具有诸多优势。

数字技术最近已取得新的进展。CR 系统现在具有更快的扫描速度,导致高流通的能力。最近也推出了便携式无线 DR 探测器,可以实现简单的远程床边成像。此外,随着操作步骤的改进和更低的计算机成本,系统成本也下降了。

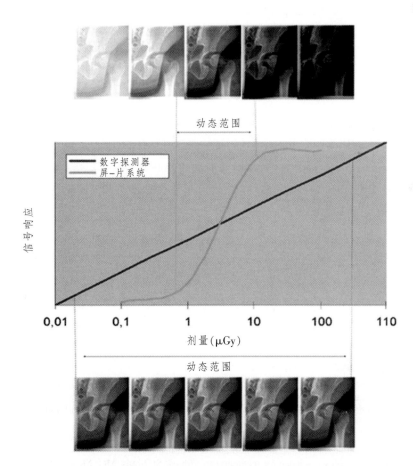

图 4-3　数字与屏-片系统的动态范围。

表 4-2　计算机 X 线摄影和数字 X 线摄影中常用系统属性

系统属性	计算机 X 线摄影	数字 X 线摄影
系统集成	有限	全
PACS 集成	好	优秀
图像和患者流通量	低	高
灵活多变的定位	高	有限
取代 SF X 线摄影	优秀	好
放射师使用易操作度	好	优秀
曝光后处理	显著	小或无
目标应用和使用	便携式、普通和滤线栅定位	滤线栅定位
零频谱 DQE(%)	20~40	40~80
相应的 X 线速度	100~400	200~800
0.1 MTF(mm^{-1})频率	2.6~4.7	3.5~6.2
探测器元件尺寸(μm)	100~200	100~200
探测器元件填充因子(%)	100	30~80

4　小结

　　基于不同的技术解决方案的数字 X 线摄影探测器,近年来已广泛应用于临床。放射师和其他医疗保健者可应用这些技术工作,且需要专业培训。从 SF 的环境过渡到数字环境,要求引起健康专业人员关注优化图像质量和辐射剂量。

　　当采用数字系统时,一些技术选项和物理原理对于实际工作仍然是有效的。在标准 X 线摄影检查中,优化曝光和患者剂量应该会有利于对患者减少适当的曝光量。采用所有放射工作人员都可用的简单方法,可以进一步发展系统化的质量审核程序、计算患者的剂量和优化程序。在数字 X 线摄影系统这一领域的研究,将对有效实现一个更好的专业性能做出贡献。

(徐　州　王　骏　刘小艳　林海霞　吴虹桥　译)

参考文献

1. Nyathi T, Chirwa TF, van der Merwe DG. A survey of digital radiography practice in four South African teaching hospitals: an illuminative study. Biomed Imaging Interv J. 2010;6:e5.
2. Beutel J, Kundel HL, van Metter RL. Handbook of medical imaging, vol. 1. Washington, DC: SPIE Press; 2000.
3. Bushberg JT, Seibert JA, Leidholdt Jr EM, Boone JM. The essential physics of medical imaging. Philadelphia, PA: Lippincott Williams & Wilkins; 2001.
4. Bushong SC. Radiologic science for technologists. 7th ed. St. Louis, MO: Mosby; 2001.
5. International Atomic Energy Agency. Optimization of the radiological protection of patients undergoing radiography, fluoroscopy and computed tomography. Available at http://www.pub.iaea.org/MTCD/publications/PDF/te_1423_web.pdf (2004).
6. Bontrager K. Textbook of radiographic positioning and related anatomy. St. Louis, MO:

Mosby; 2001.

7. Martin CJ, Dendy PP, Corbett RH. Medical imaging and radiation protection for medical students and clinical staff. London: British Institute of Radiology; 2003.

8. Zetterberg LG, Espeland A. Lumbar spine radiography—poor collimation practices after implementation of digital technology. Br J Radiol. 2011;84:566–9.

9. Engel-Hills P. Radiation protection in medical imaging. Radiography. 2006;12:153–60.

10. Uffmann M, Schaefer-Prokop C. Digital radiography: the balance between image quality and required radiation dose. Eur J Radiol. 2009;72:202–8.

11. Court L, Yamazaki T. Technical note: a comparison of antiscatter grids for digital radiography. Br J Radiol. 2004;77:950–2.

12. Sandborg M, Dance DR, Carlsson GA, Persliden J. Selection of anti-scatter grids for different imaging tasks: the advantage of low atomic number cover and interspace materials. Br J Radiol. 1993;66:1151–63.

13. Lança L, Serra JF, Serra JM, Pereira R, Gomes T. The influence of exposure parameters and beam filtration in ESD: a phantom study using a CR system. Vienna: European Congress of Radiology; 2008.

14. Staniszewska MA, Biega_ski T, Midel A, Bara D. Filters for dose reduction in conventional X-ray examinations of children. Radiat Prot Dosimetry. 2000;90:127–33.

15. Hamer OW, Sirlin CB, Strotzer M, Borisch I, Zorger N, Feuerbach S, Völk M. Chest radiography with a flat-panel detector: image quality with dose reduction after copper filtration. Radiology. 2005;237:691–700.

16. Chotas HG, Dobbins III JT, Ravin CE. Principles of digital radiography with large-Area, electronically readable detectors: a review of the basics. Radiology. 1999;210:595–9.

17. Neitzel U. Status and prospects of digital detector technology for CR and DR. Radiat Prot Dosimetry. 2005;114:32–8.

18. Bourne R. Fundamentals of digital imaging in medicine. London: Springer; 2010.

19. Peer S, Peer R, Giacomuzzi SM, Jaschke W. Comparative reject analysis in conventional film–screen and digital storage phosphor radiography. Radiat Prot Dosimetry. 2001;94:69–71.

20. Samei E. Performance of digital radiographic detectors: factors affecting sharpness and noise. In: Samei E, Flynn MJ, editors. Syllabus: advances in digital radiography-categorical course in diagnostic radiology physics. Oak Brook, IL: Radiological Society of North America; 2003. p. 49–61.

21. Körner M, Weber CH, Wirth S, Pfeifer KJ, Reiser MF, Treitl M. Advances in digital radiography: physical principles and system overview. Radiographics. 2007;27:675–86.

22. Samei E, Seibert JA, Andriole K, Badano A, Crawford J, Reiner B, Flynn MJ, Chang P. AAPM/RSNA tutorial on equipment selection: PACS equipment overview. Radiographics. 2004;24:313–34.

第**5**章

数字系统的患者剂量评估

摘　要

　　患者剂量评估已受到越来越多的关注，数字系统的使用所引起的对辐射剂量的担忧仍然是个问题。与传统的屏 – 片系统相比，数字技术可在确保图像质量不受损失的前提下，将辐射剂量减少 50％ 左右。数字系统提供了相同或更高的诊断准确性，并具有其他一系列优点，但是过度曝光的危害还是存在的，即使这种过度曝光对图像质量没有不良影响。

　　本章主要阐述了患者的剂量管理，并解释了剂量率的概念。另外，就曝光量对辐射剂量和图像质量的影响以及 X 线曝光的作用进行了讨论。

关键词

　　患者剂量；X 线摄影；数字系统；评估；技术；辐射剂量；X 线曝光；性能；过度曝光；不良影响；图像质量

1 引言

　　X 线摄影技术的发展涉及曝光参数、患者 X 线曝光以及对成像探测器曝光的管理，以确保最精确的诊断。这就要求必须进行曝光与图像质量的最优化。当一个新的数字系统或者后处理软件被引入临床，一个优化程序（为放射剂量）和持续性的卫生专业培训应该并行进行[1]。

　　本章介绍了曝光的概念和辐射作用。患者剂量概念和诊断参考水平也给出了定义。此外，还讨论了涉及曝光剂量影响和图像显示的患者剂量的管理。

2 放射曝光的影响

　　电离辐射与物质的相互作用，主要涉及通过与光电效应相关的电离过程的能量吸收。辐射的能量被活体组织吸收（单位 Gy），引起物理和化学反应，导致生物学改变。流行病学证据证实了电离辐射曝光对人类的影响。有多项研究描述了人均年有效剂量[2,3]。放射生物学研究显示，个体曝光可导致潜在的风险，如癌症和其他遗传效应。据 Berrington 估计，诊断性 X 线曝光导致个体 75 岁时的累积癌症风险增加[4]。该研究结果估计，在许多欧洲国家，累积风险的增加来自医用 X 线:英国(0.6%)、荷兰(0.7%)、瑞士(1%)和德国(1.5%)。放射科放射防护的目的是防止和减少与放射曝光相关的危害。对诊断医疗曝光的放射风险分析,需要掌握器官剂量、患者年龄和性别的详细资料[1]。细胞辐射的生物效应包括两类:确定效应和随机效应[5]。

确定效应指放射曝光影响的严重程度(组织反应)随剂量的增加而增加,具有剂量阈值。低于这个剂量阈值观察不到该效应,尽管效应确实发生了并随着剂量增加其严重程度也增加。当高于此阈值剂量时,在某种程度上效应的严重程度随剂量增加并可预测,阈值剂量在不同组织之间各有差异。确定效应的例子包括白内障、脱发、皮肤红斑及死亡[5]。这些效应也被称为早期影响,涉及高曝光,其中介入操作例外,其与放射诊断成像不同[6]。

随机或概率效应是指生物效应(诱导癌症、放射致癌、遗传效应)随剂量的增加而增加,没有阈值剂量。对于个体放射曝光,任何剂量都具有潜在地导致危害的作用,不受组织曝光和吸收剂量的影响。随机效应遵循机会原则,因此,单次电离事件可能对 DNA 造成放射损伤。出于这个原因,通常认为随机效应没有阈值剂量。如果发生损害,曝光后损伤通常在多年后出现。这些效应也被称为迟发效应,可能是躯体性的(成人、儿童或胎儿个体曝光所致)或遗传性的(遗传效应对后代的影响)。

虽然 Martin 认为随机效应是低剂量辐射的主要健康风险[5],包括放射诊断中的曝光,而 Cohen[7,8]的结论是,线性无阈值理论(与随机效应相关)在低剂量区严重错误,高估了低水平辐射的风险。根据此作者的观点,这意味着各种常见的放射曝光导致的癌症风险比一般的估计要低得多,并可能是零。

3　患者剂量概念

根据测量目的不同,放射剂量有多种测试方法。放射剂量测试可以来自职业角度(与曝光工作者相关)、公共曝光(与普通大众相关)以及医学曝光(与患者曝光相关)。现已明确放射曝光的风险与确定效应和随机效应相关。

放射防护的目的是根据合理使用低剂量(as low as reasonable practicable,ALARP)原则使放射曝光剂量尽可能得低。放射曝光风险应该被限制到最小,应遵循两组放射防护指南:放射防护行动和放射防护原则[6]。放射防护行动目的在于通过时间、屏蔽和距离保护患者、职员以及民众。放射防护原则涉及正当或积极的净利益、优化和剂量限制。

与放射曝光剂量相关的术语利用放射剂量进行定量,如吸收剂量、等效剂量和有效剂量。患者相关的剂量可有几种测试方法(图 5-1),例如,剂量面积乘积(dose area product,DAP)和体表入射剂量(entrance skin dose,ESD)。

由于对患者图像质量的影响,以及与 X 线摄影所需的剂量相关,探测器曝光和曝光指数也可理解为与患者相关的曝光测定[1]。与患者剂量相关概念的定义将引申为依据几种方法和各种定量表达评估患者剂量。

3.1　吸收剂量

吸收剂量 D 作为基本剂量测定表达为(ICRP,2004):

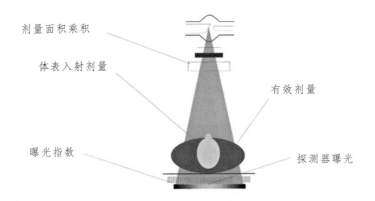

剂量面积乘积

体表入射剂量

有效剂量

曝光指数

探测器曝光

图 5-1　患者剂量测定(见彩图)。

$$D=\frac{\mathrm{d}\varepsilon}{\mathrm{d}m} \tag{5.1}$$

其中，$\mathrm{d}\varepsilon$ 为平均能量，为电离辐射对物体体积单元的影响，$\mathrm{d}m$ 为物质体积单元的质量。能量可以被任何确定的体积平均，平均剂量等于分布在体积内的总能量除以该体积的质量。吸收剂量的国际(SI)单位是 Gy；1Gy=1J/kg。以前，rad 被用作传统的吸收剂量单位。

3.2　等效剂量

$H_{\mathrm{T,R}}$ 定义为等效剂量(ICRP, 2004)，表达为：

$$H_{\mathrm{T,R}}=W_{\mathrm{R}} \cdot D_{\mathrm{T,R}} \tag{5.2}$$

其中，$D_{\mathrm{T,R}}$ 是吸收剂量，为辐射类型 R 在 1 种组织或 1 个器官 T 中的平均值，W_{R} 是对辐射类型 R 的辐射权重因子。当辐射场由不同辐射类型及不同 W_{R} 值组成时，等效剂量表示为：

$$H_{\mathrm{T}}={}_{\mathrm{R}}W_{\mathrm{R}} \cdot D_{\mathrm{T,R}}。 \tag{5.3}$$

等效剂量单位是 J/kg，也称希沃特(Sv)。1rem=0.01Sv，有时被用来作为等效剂量和有效剂量的单位。等效剂量是一种组织或器官的测定剂量，反映了导致生物组织或器官损伤的量。任何辐射导致的特定组织的等效剂量值可以直接进行比较。

3.3　有效剂量

有效剂量反映了患者放射曝光的风险测定，且是诊断实践中所有曝光的方便指标。有效剂量广泛地反映了随机效应的健康风险并可用于比较目的[1]。

有效剂量来源于特定组织的吸收剂量，辐射类型，辐射能量，以及与特定组织随机健康损害相关的辐射敏感度。它是个体曝光给定水平在后来生活中随机效应概率增加的指标[9]。有效剂量(E)计算公式[1,10]：

$$E = \sum {}_{\mathrm{T}}w_{\mathrm{T}}H_{\mathrm{T}}, \tag{5.4}$$

其中，W_{T} 是给定组织 T 的组织权重因子，H_{T} 是组织等效剂量。

有效剂量定义为体部所有器官和组织的加权等效剂量[5]。它可通过器官剂量加权总和获得，对那些进行各种类型检查的个体而言，可以用来进行相互比较。考虑到检查的数量，以此来估计接受有效剂量的总和。所测定的国际单位(SI)是希沃特(Sv)[1]。

器官剂量可以在对曝光条件采用合适的转换因子的情况下,通过 ESD 估计。这些系数可以由物理仿真体模实验确定,或数学体模中采用 Monte Carlo 技术去模拟光子传输来计算[11]。

器官剂量和有效剂量在患者进行 X 线检查时不能直接测量,采用物理体模进行实验测定来获取较困难、耗时。Tapiovaara 建议:在医学 X 线检查中,采用 Monte Carlo 计算患者器官剂量和有效剂量[12]。PCXMC 程序计算出的患者器官有效剂量依据当前 ICRP 出版物 105 的组织加权因子以及过去的 ICRP 出版物 60 的组织加权因子[10,13]。在许多器官和组织中,该程序采用 Monte Carlo 方法计算剂量和有效剂量。程序中考虑到的器官和组织有:活跃骨髓、肾上腺、颅脑、乳腺、结肠、气道、膀胱、心脏、肾脏、肝脏、肺、淋巴结、肌肉、食管、口腔黏膜、卵巢、胰腺、前列腺、唾液腺、骨骼、皮肤、小肠、脾、胃、睾丸、胸腺、甲状腺、尿路膀胱和子宫。

PCXMC 是一个有用的模拟程序,当管电流−时间乘积(mAs)是已知的,可以评定特定检查因素的入射空气曝光。评估所需的其他数据,如 X 线管电压(kV)、总过滤、X 线焦点到皮肤的距离(focus-to-skin distance,FSD),必须在检查的输入数据中详细说明。一个程序界面截图见图 5−2。

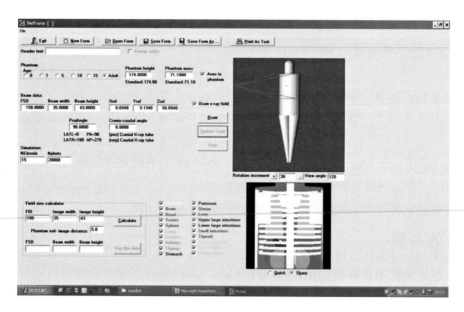

图 5−2　PCXMC 程序界面截图(见彩图)。

3.4　剂量面积乘积

DAP 是测量患者单次曝光或一次完整的 X 线检查所接受剂量的常见方法。它可以被定义为:对于 X 线轴,在垂直平面内 X 线束区域上的空气平均吸收剂量,乘以同平面内 X 线束面积,并除外背向散射[14]。因此,DAP 是没有背向散射的空气吸收剂量,用 Gy·cm² 表达 X 线曝光的区域。DAP 测量或读出将随着曝光参数(kV、mAs、曝光时间)和准直区域的改变而改变。图 5-3 显示 DAP 随着放射区域的增加而增加,并证实面积(cm^2)和剂量(μGy)之间呈强相关性(R^2=0.9643)。

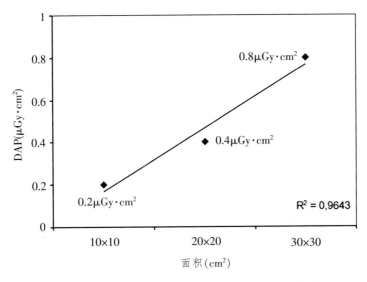

图 5-3　准直面积(cm^2)与 DAP($\mu Gy \cdot cm^2$)之间的关系。

在现代 X 线摄影系统中,在 X 线摄影装置轨道上的适合位置安装 DAP 计量仪,或在 X 线摄影装置内安装内置系统,并且容易连接到 PACS 系统。

DAP 计量仪是个传递电离室,收集电离室中由 X 线产生的电荷。该电离室置于垂直于 X 线束的中心轴,远离 X 线管和准直器所在的位置以截取线束的整个区域。尽管 DAP 计量仪被放置在 X 线管与患者之间,但不会影响 X 线摄影的图像质量。

3.5　体表入射剂量

ESD 或体表入射曝光(entrance skin exposure,ESE)是最常见的患者剂量测试[15]。在欧洲,与患者相关的剂量测试被用作几个放射检查的曝光参考值。

这是一个国际单位测试,用 Gy 或亚单位(mGy、μGy)表示。ESD 表示入射 X 线束中心的患者皮肤剂量。它是直接围绕或进入组织的入射 X 线束和散射 X 线剂量的总和[17]。因此,ESD 可以定义为线束中心对空气的吸收剂量,包括背向散射[11,18]。在标准 X 线摄影检查中,患者 ESE 可以直接测量[将计量仪(TLD)置于患者的皮肤上],或以另一种方式估测:曝光因子(kV 和 mAs)乘以 X 线球管输出[5]。由于在实际使用中获取 TLD 较困难,常采用患者 ESD 估算。

4　曝光指数和探测器曝光

为了将临床图像的实际探测器剂量水平反馈给用户,大多数数字系统都提供所谓的"曝光指数"[19]。数字成像系统曝光指数(exposure index,EI)通过数字图像本身的信号获取,因此与探测器探测到的剂量有关。换句话说,它显示了探测器的实际剂量与预测剂量之间的关系有多紧密。

EI 的确定、数学定义和校准对所有数字探测器并不相同。不同制造商(图 5-4)生产的曝光指示器多种多样。就目前投入运行的系统来说,对于不同的系统,EI 所给出的数字依然是指不同剂量数。目前,由于不同特定用户的差异度阻碍了 EI 被广泛地接受[19]。假设探测器在相同的曝光条件下(μGy),各个制造商的不同曝光指数表提供不同的 EI 值:线性模式(飞利浦、富士、西门子)或者对数模式(柯达、阿克法)。这种不一致的结果使放射师感到困惑,在运用多个厂家生产的系统时可能发生曝光错误。

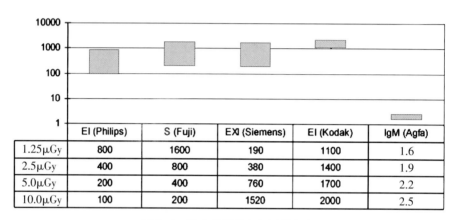

	EI (Philips)	S (Fuji)	EXI (Siemens)	EI (Kodak)	IgM (Agfa)
1.25μGy	800	1600	190	1100	1.6
2.5μGy	400	800	380	1400	1.9
5.0μGy	200	400	760	1700	2.2
10.0μGy	100	200	1520	2000	2.5

图 5-4　曝光指示器和探测器曝光。

最近,IEC 将 EI 的定义标准化,探测器曝光和曝光指数采用线性模式[20]。IEC 的曝光指数范围从 125(探测器显示为 1.25μGy)到 1000(探测器显示为 10μGy),并且,这个范围将构成标准的 EI 而应用于所有商品化的新探测器。

患者的体质与曝光参数的不同组合可以导致探测器上出现相同的探测信号,因此,EI 值提供了患者相关特征和曝光的综合测量[19]。从 X 线图像中获取的 EI 可作为放射师的有用反馈指示器,反馈常规临床实践中合适的曝光水平。经研究发现:EI 似乎比用户手册参考值更有效[21,22]。对于繁忙的临床部门,Ng[23]提出了一个简单、有效的方法来实施常规 EI 检测[23]。根据这位作者的观点,剂量潜在问题可以得到规范,继而强化 ALARA 原则。EI 代表临床图像的实际探测器剂量水平。但是,它不能取代患者相关剂量参数,如 DAP 或 ESD。

5　诊断性参考水平

如前所述,良好的图像质量取决于使用适当的技术参数,这些参数来源于曝光最优化过程。这个过程不应损害诊断质量,以提供精确的放射学诊断。曝光最优化过程应该考虑剂量参考水平(dose reference level,DRL)。

DRL 或参考值(reference value,RV)首次被 ICRP 60 号和 73 号出版物讨论和推荐使用[10,24]。根据 ICRP,DRL 是"调查研究水平的一种形式,用于简单的定量测量,通常为空气中的吸收剂量,或者是简单的标准体模表面的组织等效材料,或 1 名代表性的患者"[24]。DRL 不提供好的和坏的实践之间的分界线,它们仅应用于医疗曝光,而不是职业和公众曝光。

1996 年,欧洲共同体委员会(Commission of European Communities,CEC)发表了有关放射诊断图像质量标准的建议[16]。这些建议或指南定义了一个正常、基本图像、特定解剖图像诊断要求标准和重要的图像细节;表明放射剂量传递给患者的标准;依据诊断要求及所完成的剂量标准,建立良好的 X 线摄影技术[16]。

在欧洲,DRL 早在 15 年前就已很好地建立起来,并提供了宝贵的经验。许多欧洲国家已将这些建议和欧洲放射防护指令体现在他们国家的立法中。DRL 在欧洲国家的应用表明,10 年间英格兰接受 X 线检查的患者的曝光减少 30%[25]。

在美国,DRL(或 RV)的概念最近由美国放射学会引入,仅在 2002 年出版了一本实践指南[26,27]。根据 Seeram[6],以下概括了目前 ICRP 对 DRL 的指南[24]:

· DRL 是建议的而不是常规的测量指标。它与放射工作人员和公众的剂量限值并不相关。

· DRL 旨在识别患者放射剂量的高水平。

· DRL 应用于普通检查和特定的设备。

· 剂量测定和技术应该是很容易衡量的(例如,ESE)。

· DRL 选择是通过专业的医疗机构,采用百分点观察患者的分布,具体到一个国家或一个地区。

正如 ICRP 中所描述的[24],DRL 的目标"…是通过比较诊断参考水平的数值(来自相应的地区,国家或地方的水平),以及对于临床实践中一组适应的患者对照组或一组合适的参考体模的均值或其他合适的观察值来完成的"[28]。

根据 CEC 指南提供的 X 线摄影技术(管电压、X 线焦点至探测器的距离和曝光时间)和患者剂量辐射(ESD)的标准,5 种不同解剖部位和各自的 X 线摄影体位见表 5-1[16]。

数字 X 线摄影诊断要求和关于 X 线图像诊断标准的欧洲指南,为良好的 X 线摄影技术提供了建议,可同时满足诊断需求和剂量准则[15,16]。这些建议定义了一个正常的、基本 X 线图像、特定解剖图像准则和重要的图像细节的诊断要求;显示对患者辐射剂量的标准;以及依据诊断要求和剂量标准建立的良好的 X 线摄影技术的范例。

6 曝光对剂量和图像显示的影响

X 线摄影曝光直接影响图像质量,以及在简单的 X 线摄影检查中传递给患者的剂量。曝光不足会影响到诊断的准确性,因而适当的曝光水平应该是被接受的。

图 5-5 显示了正常曝光的胸部数字 X 线图像 (图 5-5a) 和过度曝光 X 线图像 (图 5-5b)。正常曝光的图像直方图显示了正常图像的对比度,以及在整个灰阶范围内所包含的预期的解剖信息。另一方面,过度曝光图像直方图证明图像为低对比度,以及因探测器饱和而导致的重要解剖信息的丢失。峰偏移趋向灰阶的黑色端,显示低动态范围。与正常曝光的图像相比,过度曝光图像直方图上的像素(或像素频率)较低。

表 5-1　依据 CEC 指南提供 X 线摄影技术和患者剂量辐射标准(ESD)

部位	摄影位置	X 线摄影技术		ESD(mGy)
头颅	斜位	管电压(kV)	70~85	5
		FDD(cm)	115(115~150)	
		曝光时间(ms)	<100	
	侧位	千伏(kV)	70~85	3
		FDD(cm)	115(100~150)	
		曝光时间(ms)	<100	
胸部(肺和心脏)	斜位	千伏(kV)	125	0.3
		FDD(cm)	180(140~200)	
		曝光时间(ms)	<20	
	侧位	千伏(kV)	125	1.5
		FDD(cm)	180(140~200)	
		曝光时间(ms)	<40	
腰椎	前后位	千伏(kV)	75~90	10
		FDD(cm)	115(100~150)	
		曝光时间(ms)	<400	
	侧位	千伏(kV)	80~95	30
		FDD(cm)	115(100~150)	
		曝光时间(ms)	<1000	
	腰骶斜位	千伏(kV)	80~100	40
		FDD(cm)	115(100~150)	
		曝光时间(ms)	<1000	
骨盆	前后位	千伏(kV)	75~90	10
		FDD(cm)	115(100~150)	
		曝光时间(ms)	<400	
腹部	前后位	千伏(kV)	75~90	10
		FDD(cm)	115(100~150)	
		曝光时间(ms)	<200	

此例突出显示了适度曝光的重要性及其对数字图像显示的影响。

曝光最优化应有助于保护患者免受不必要的曝光,应牢记 ALARP 原则。这是一个重要原则,因为在数字 X 线摄影(CR、DR)中,可在过宽的剂量范围下进行检查,并用较高的剂量获得较低噪声的图像[1]。

与传统屏-片 X 线摄影系统相比,基于固态探测器的 DR 技术在胸部和骨骼 X 线摄影中可以使剂量减少高达 33%~50%,且图像质量无损失,归咎于其高量子检测效率和宽的动态范围[29]。在胸部和骨骼 X 线摄影中,与传统屏-片系统相比,平板探测器可在获得相同图像质量的前提下潜在地减少剂量[29]。

有研究采用 3 种不同探测器技术进行胸部成像时,比较传递给患者的辐射剂量,结果发

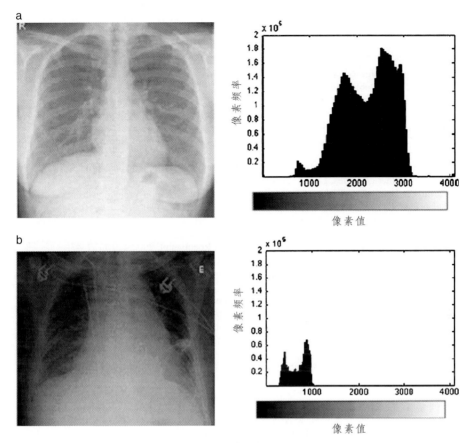

图 5-5　胸部数字 X 线摄影图像与直方图:正常曝光(a)和过量曝光(b)。

现患者辐射剂量有显著差异[30]。与 SF X 线摄影系统(降低 2.7 倍)或 CR 系统(降低 1.7 倍)相比,平板探测器 X 线摄影系统的 ESD 和有效剂量均显著降低。此外,由平板探测器 X 线摄影系统所产生的图像质量明显优于 SF 或 CR 系统,并且剂量减少并未使图像质量下降[30]。

相比较 SF 系统,CR 系统可减少曝光时间,因而能够利用比 SF 系统更低的剂量获得诊断图像[31]。研究结果证实,采用数字技术获得适当的诊断图像比采用 SF X 线摄影获得图像时的患者剂量更低[32]。

7　小结

数字 X 线摄影诊断要求和 X 线摄影诊断图像的质量标准指南为良好的成像技术提供了建议。采用适当的技术和减少剂量准则应满足诊断要求和剂量参考。指南定义了一个正常的基本 X 线图像、特定解剖图像标准和重要图像细节的诊断要求;确定传递给患者的放射剂量标准;建立健全良好的 X 线摄影技术,尊重患者安全。患者曝光和曝光优化的评估应有助于防止患者接受不必要的非医疗诊断照射,让 ALARP 原则在临床实践中得到通用。

(李如帅　王　骏　刘小艳　林海霞　吴虹桥　译)

参考文献

1. International Commission on Radiological Protection. Managing patient dose in digital radiology. ICRP Publication 93. Annals of the ICRP 34; 2004.
2. United Nations Scientific Committee on the Effects of Atomic Radiation. UNSCEAR 2008 report to the general assembly, with scientific annexes. Volume I: Report to the general assembly, Scientific Annexes A and B; 2008.
3. Regulla DF, Eder H. Patient exposures in medical X-ray imaging in Europe. Radiat Prot Dosimetry. 2005;14:11–25C.
4. Berrington de González A, Darby S. Risk of cancer from diagnostic X-rays: estimates for the UK and 14 other countries. Lancet. 2004;363:345–51.
5. Martin CJ, Dendy PP, Corbett RH. Medical imaging and radiation protection for medical students and clinical staff. London: British Institute of Radiology; 2003.
6. Seeram E, Brennan P. Diagnostic reference levels in radiology. Radiol Technol. 2006;77:373–84.
7. Cohen B. Cancer risk from low-level radiation. Am J Roentgenol. 2002;179:1137–43.
8. Cohen B. The cancer risk from low-level radiation. In: Tack D, Gevenois PA, editors. Radiation dose from adult and pediatric multidetector computed tomography. Berlin: Springer; 2007.
9. International Commission on Radiological Protection. Avoidance of radiation injuries from medical interventional procedures. ICRP Publication 85. Annals of the ICRP 30; 2000.
10. International Commission on Radiological Protection. 1990 recommendations of the international commission on radiological protection. ICRP Publication 60. Annals of the ICRP 21; 1991.
11. International Atomic Energy Agency. Optimization of the radiological protection of patients undergoing radiography, fluoroscopy and computed tomography. Available at http://www.pub.iaea.org/MTCD/publications/PDF/te_1423_web.pdf (2004).
12. Tapiovaara M, Lakkisto M, Servomaa A. PCXMC: a PC-based Monte Carlo program for calculating patient doses in medical X-ray examinations, 1997. Report STUK-A139. Helsinki: Finnish Centre for Radiation and Nuclear Safety; 2005.
13. International Commission on Radiological Protection. Radiologic protection in medicine. ICRP Publication 105. Annals of the ICRP 37; 2007.
14. Engel-Hills P. Radiation protection in medical imaging. Radiography. 2006;12:153–60.
15. Bushong SC. Radiologic science for technologists. 7th ed. St. Louis, MO: Mosby; 2001.
16. Commission of the European Communities. European guidelines on quality criteria for diagnostic radiographic images. EUR 16260. Available at ftp://ftp.cordis.europa.eu/pub/fp5-euratom/docs/eur16260.pdf (1996).
17. International Society of Radiographers and Radiological Technologists. A glossary of physics. Radiation protection & dosimetry in diagnostic organ imaging. ISRRT Publication; 1985.
18. Hart D, Jones DG, Wall BF. Estimation of effective doses in diagnostic radiology from entrance surface dose and dose-area product measurements. NRPB-R262. Chilton; 1994.
19. Uffmann M, Schaefer-Prokop C. Digital radiography: the balance between image quality and required radiation dose. Eur J Radiol. 2009;72:202–8.
20. International Electrotechnical Commission. Medical electrical equipment—exposure index of digital X-ray imaging systems—Part 1: Definitions and requirements for general radiography. In: International Standard, IEC 62494, Geneva; 2008.
21. Lança L, Silva A. Evaluation of exposure index (lgm) in orthopaedic radiography. Radiat Prot Dosimetry. 2008;129:112–8.
22. Peters S, Brennan P. Digital radiography: are the manufacturers' settings too high? Optimisation of the Kodak digital radiography system with aid of the computed radiography dose index. Eur Radiol. 2002;12:2381–7.
23. Ng CKC, Sun Z. Development of an online automatic computed radiography dose data mining program: a preliminary study. Comput Meth Prog Biomed. 2010;97:48–52.
24. International Commission on Radiological Protection. Radiological protection and safety in medicine. ICRP Publication 73. Annals of the ICRP 26; 1996.
25. Hart D, Hillier MC, Wall BF. Doses to patients from medical X-ray examinations in the UK—2000 review. NRPB-W14. Available at http://www.hpa.org.uk/web/HPAwebFile/HPAweb_C/1194947421571 (2002).
26. American College of Radiology. ACR–SPR practice guideline for general radiography. Available at http://www.acr.org/SecondaryMainMenuCategories/quality_safety/guidelines/

dx/general_radiography.aspx (2008).

27. Gray JE, Archer BR, Butler PF, Hobbs BB, Mettler FA, Pizzutiello RJ, Schueler BA, Strauss KJ, Orhan H, Suleiman OH, Yaffe MJ. Reference values for diagnostic radiology: application and impact. Radiology. 2005;235:354–8.

28. European Commission. Council Directive 97/43/Euratom. Health protection of individuals against the dangers of ionizing radiation in relation to medical exposure and repealing directive 84/466/Euratom. Available at http://ec.europa.eu/energy/nuclear/radioprotection/doc/legislation/9743_en.pdf (1997).

29. Strotzer M, Völk M, Feuerbach S. Experimental examinations and initial clinical experience with a flat-panel detector in radiography. Electromedica. 1998;2:52–7.

30. Bacher K, Smeets P, Bonnarens K, De Hauwere A, Verstraete K, Thierens H. Dose reduction in patients undergoing chest imaging: digital amorphous silicon flat-panel detector radiography versus conventional film–screen radiography and phosphor-based computed radiography. Am J Roentgenol. 2003;181:923–9.

31. Al Khalifah K, Brindhaban A. Comparison between conventional radiography and digital radiography for various kVp and mAs settings using a pelvic phantom. Radiography. 2004;10:119–25.

32. Vaño E. ICRP publications on medical exposures: digital radiology. IFMBE Proc. 2007;14:4216–9.

第6章

诊断放射学中的图像质量

摘 要

本章论述了有关放射诊断中图像质量的理论背景,讨论了数字图像表现与图像质量评价方法,并对诊断成像过程的质量评价方法进行了概述。另外,对数字图像表现和主要物理图像质量参数进行了讨论,其中包括客观图像质量测量和观测者操作方法。

关键词

图像质量;X 线诊断;图像表现;评估方法;成像程序;主要物理图像;质量参数;客观图像质量;观测者操作方法

1 引言

与传统屏–片(screen-film,SF)系统相比,通常认为数字探测器具有更高的灵敏度、更低的固有噪声和更大的动态范围[1]。除了探测器的特点,数字系统的成像能力也由信号处理、数字图像后处理和信息决定[2]。因此,数字探测器的图像质量在数字 X 线摄影中起到了重要作用。

2 数字图像表现

数字图像可以在空间域和频率域里得到表征[3]。空间域是指在空间中以长度(距离)或位置表示的数字图像。也可以理解为在二维(2D)空间平面中表示灰阶强度的图像矩阵。频率域是指在正弦强度曲线图像中的强度变化率。本章简要说明在图像处理和灰阶表示的范围内对空间域和频率域的描述。

3 空间域表征

X 线图像是指二维区域里的物体在不同曝光强度下的空间表征。单色 X 线图像是一个

二维的光强度函数 : $f(x,y)$, 其中 x,y 是空间坐标, $f(x,y)$ 值与该点的图像亮度成正比[4]。

图像往往表现为每一个颜色波段的二维整数阵列, 或一连串的二维阵列。数字化的亮度值叫灰阶值[4]。在任何空间坐标 (x,y) , f 值给出了图像在该点的亮/暗强度或程度[5]。

一个数字化图像函数的数学表达式为[6]:

$$f(x,y)=\begin{bmatrix} f(0,0) & f(0,1) & \cdots & f(0,N\text{-}1) \\ f(1,0) & f(1,1) & \cdots & f(1,N\text{-}1) \\ \vdots & \vdots & & \vdots \\ f(M\text{-}1,0) & f(M\text{-}1,1) & \cdots & f(M\text{-}1,N\text{-}1) \end{bmatrix} \tag{6.1}$$

其中, $0 \le f(x,y) \le L$, 通常 $L=4095$ 。

二维阵列的每个方格元素被称为像素(图像元素)。举个例子,图 6-1 显示了一个 10×10 矩阵的行和列,像素(灰色方格)表示矩阵中一个点 (x,y) 。

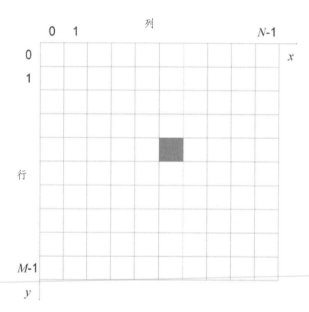

图 6-1 M×N 矩阵。

数字图像包含 M×N 个像素,由 M×N 矩阵来表示,其中给出的行数(M)和列数(N)存在于 M 和 N 的矩阵中。每个像素一般是一个矩形区域的基本单元格,与像素相关联的值表示在该点的曝光。

图 6-2 显示了胸部后前位 X 线图像中一个小区域的像素矩阵。

本例中选择的靶区域位置略高于右肺心膈角。小矩形区域内的每个像素的数值都能被显示出来,其像素值约为 1800。X 线图像的每个空间坐标 (x,y) 值显示图像的亮/暗的强度或程度,代表那点的解剖结构。

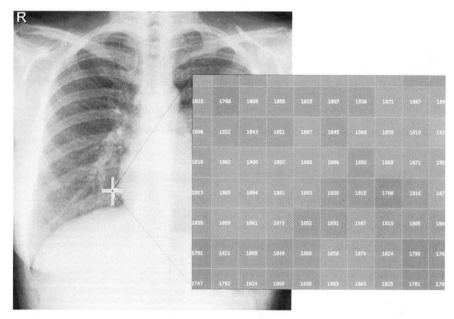

图 6-2 像素图像显示。

4 频率域表征

如前所述,数字 X 线摄影是物体在二维区域不同曝光强度的空间表示。空间域中的图像可以转化为另一种不同的表示方法:频率域。在频率域中,这种表示方式的作用在于:它可以变换原始未加工的数据,执行某个图像测量和处理无信息丢失或无噪声引入的操作[3]。此外,执行频率域代替空间域的这些操作往往对计算有利。

一个简单的空间频率的概念可以用一个简单的数学表达式来描述[3]:

$$I=\sin(\omega x) \tag{6.2}$$

其中,I 是强度,x 是在图像的距离,ω 是空间频率。公式 6.2 表达的空间频率的概念阐述了强度率在正弦曲线从−1(黑色)到 1(白色)范围的图像。傅立叶理论认为在最实用的条件下,任何图像可以被描述为一系列 x 和 y 方向的正弦信号的总和。空间频率表示为周期/毫米值:当与限制在 5 周期/毫米的系统相比,10 周期/毫米的空间频率描述数字系统对物体出众的复制能力。此外,频率域显示用于数字探测器定量测量,如调制传递函数(modulation transfer function,MTF)、噪声功率谱(noise power spectra,NPS)和量子检测效率(detective quantum efficiency,DQE)。

空间域和频率域之间的转换需要使用傅立叶变换。二维傅立叶变换将图像转换为空间频率的作用与空间频率域等效。图像的傅立叶变换是图像信息的精确表示,在傅立叶变换过程中不会丢失任何信息。

按照惯例,二维傅立叶频谱作为频率函数显示,更低的空间频率表示在光谱的中心,更高的频率表示在沿频谱的 x 和 y 轴。例如,图 6-3b 显示采用 ImageJ 的一个二维胸片(图 6.3a)的傅立叶变换(FT)光谱,ImageJ 为基于 Java 的图像处理和分析程序(ImageJ 免费网址:

http://rsbweb.nih.gov/ij/)。光谱显示出空间频率广泛的范围,与图像水平和垂直方向的数据相关(图 6-3b)。

频率域中的滤波图像意思是直接改变其光谱内容,在空间域利用逆傅立叶变换(inverse Fourier transform,IFT)(图 6.3d)可以看见全景效果。在这个例子中,过滤后的图像提供了更好的、具有低噪声的、可视化的肺实质,适合更好的诊断目的。

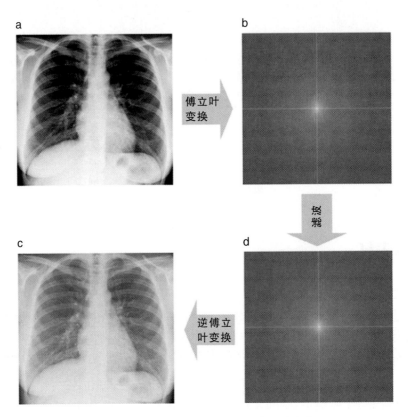

图 6-3 胸片二维傅立叶变换(FT)与逆傅立叶变换(IFT)。

5 灰阶表征

数字 X 线图像由呈现不同灰影的像素组成,每个像素代表图像中一个单一的点的灰阶。数字 X 线图像是由像素组成的,其中每个像素有一个数值,对应一个特定位置的图像灰阶。在一系列精细步骤中,灰阶覆盖从黑到白的全部范围的灰影,通常为 4096 以上不同灰影。

假设 4096 个灰阶范围意味着每个像素值至少需要 12 位编码。相反,二进制图像只采用一个单一的比特表示每一个像素。图 6-4 显示不同灰阶下的同一张图像和各自的直方图。从图像强度直方图提取的信息显示出每张图像的灰阶分布。记录在 4096 个灰阶图像(图 6-4a)的解剖结构是可见的,直方图显示不同灰阶分布。二进制图像(图 6-4b)的解剖信息仅形状可见。灰阶只有两个(黑和白),它们位于各自的直方图峰端。

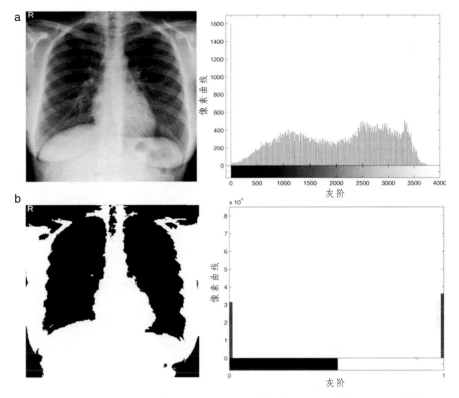

图 6-4　数字 X 线摄影图像和直方图：4096 个灰阶(a)和二进制(b)。(见彩图)

由于像素值和曝光之间存在大的动态范围和线性关系,对观察者来说,在图像显示(亮度或黑度)和辐射曝光之间建立视觉相关性是非常困难的。正如第 8 章中所描述,数字图像处理算法提供了一个图像处理的能力[7],并提供了一个受欢迎的被称为"窗口"的技术(图 6-5)。

在这个例子中,一个 12 位图像(4096 灰阶)的窗位(window level,WL)和窗宽(window width,WW)以直方图形式给出,显示了图像的灰阶分布。同一胸部 X 线图像以三种不同的窗宽和窗位的组合显示出来。

中间的图像代表窗宽和窗位,涵盖了图像直方图中所有的灰阶(WW=2680；WL=1933)。该图像窗口提供了 X 线图像中所有解剖结构的可视化,被视为这张图像的理想窗口。图 6-5 最上面这张图显示不同的窗口技术,图像显示的结果只覆盖了直方图中的部分像素范围。在这种情况下,应选择一个窄的窗宽(WW=1389)和低的窗位(WL=1243)。图像看起来像"曝光不足"且解剖信息丢失。图 6-5 底部的图像也只覆盖了部分像素范围。在这种情况下,图像看起来像曝光过度。注意窗宽和窗位被调整到直方图最暗的区域(WW=1195；WL=2755)。

6　图像质量评价

图像质量评估应结合成像系统的物理特性、系统的整体性能和观察者水平[8]。然而,Tapiovaara[9]认为：物理测量结果、体模评估与临床表现之间的关系尚未被充分理解[8]。表 6-1

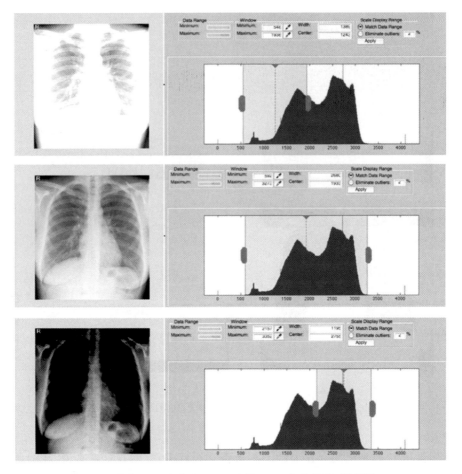

图 6-5　窗位(WL)和窗宽(WW)功能：4096 灰阶图像(见彩图)。

显示了一个宽频谱的图像质量评价方法[8]。这些方法中的一部分主要集中在成像系统的物理特性，其他的则是关于图像质量的主观评价；部分方法用于整个成像链包括人类观察者(观察者水平)，而其他方法则用于系统的一部分(通常是物理测量)。

　　这引起了对放射诊断图像质量概念的讨论。这个概念事实上可以理解为满足其诊断目的的高质量图像和构成图像质量评价的几种方法。高质量图像的最重要的作用在于保证精确的诊断，这个最终由三个主要物理图像质量参数决定：对比度、空间分辨率和噪声[10]。这些质量参数可以通过客观的图像质量测量，如信噪比(signal-to-noise ratio，SNR)、调制传递函数(MTF)和维纳频谱(Wiener spectra，WS)来评价。这些一起构成图像质量描述的基础(图 6-6)，包含三个主要物理图像质量参数[11]。

　　这些因素有助于量子检测效率的测量，成为描述数字 X 线成像设备的成像性能的最适合的参数[12,13]。DQE 是对噪声和成像系统的对比度性能的综合效应的测量，表示为物体细节的函数。DQE 结合空间分辨率(如 MTF)和图像噪声(如 WS)来提供一个衡量图像的各种频率成分的信噪比[14]。

表 6-1　诊断成像步骤的质量评价方法

目标水平	研究内容	测量
最低	X 线摄影技术	设备特性
		曝光参数
	主要物理特性	对比度
		空间分辨率(MTF)
		噪声(WS)
		信噪比(SNR)
	系统整体性能	量子检测效率
		图像质量指数(IQI)
		细节对比度分辨率
	仿真体模图像	受试者作业特性曲线
		ROC 相关方法
		视觉等级分析(VGA)
最高	患者图像	受试者作业特性曲线(ROC)
		ROC 相关方法
		视觉等级分析(VGA)
		图像标准(IC)

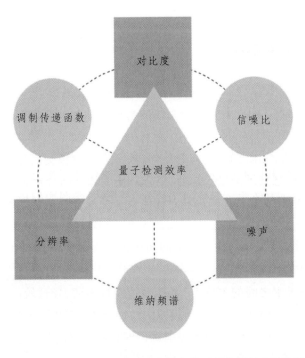

图 6-6　图像质量三角:图像质量参数与物理图像测量之间的关系。

7 主要的物理图像质量参数

对比度被定义为衡量图像中的两个位置之间的相对亮度差[15]。转换特性曲线在 SF 系统呈典型的 S 形,但在数字系统的特性曲线一般呈线性。SF 系统的特性曲线与入射强度呈对数关系,而数字系统直接采用曝光测量其特性响应(而不是胶片记录的曝光)对数[16]。如果操作者没有接受过适当的训练,患者将有过度曝光的风险,因为数字探测器不像胶片那样设有曝光限制以防止照片黑化,因此可能存在过度曝光或曝光不足的风险[8,10]。

空间分辨率的概念是指系统对物体内的不同的解剖特征的成像能力[17]。它可以被定义为系统区分相邻图像彼此特征的能力,与锐利度有关。一个图像的锐利度与下列因素有关:①探测器的固有锐利度;②物体对比度,由物体特性、线束质量和散射,以及有限尺寸的 X 线焦点造成的模糊共同决定;③在摄影时患者移动[18]。MTF 是描述成像探测器或系统的锐利度的最佳指标。

噪声可有若干来源,如量子电子噪声,产生随机变化的信号,在影像诊断中会掩盖有用的信息。随机噪声是图像信号的波动,由于均匀曝光的结果,它可以用一个均匀物体的图像信号变化的标准差作为特征。维纳频谱已被用来更完整地描述噪声的空间相关性:测量噪声功率作为空间频率的函数[16]。在物体探测中噪声是一个主要的限制因素,因为在一个给定的系统中它保持恒定,除非剂量增加。图像中的噪声是公认的影响图像质量的重要因素。图像噪声的特点由维纳频谱或噪声功率谱标定,维纳频谱提供描述特征图像噪声的方法,并在图像质量的保证措施中发挥核心作用[19]。

8 图像质量的客观测量

信噪比、调制传递函数和维纳频谱的物理测量共同形成图像质量描述的基础,为三个主要的物理图像质量参数[11]。建立数字成像系统的物理特性的一个完整的性能描述,需要确定 MTF、SNR、WS 和 DQE[20]。

模拟的屏-片探测器对比度有限,与之不同,数字采集设备受信噪比限制,这意味着图像质量通常取决于图像信息处理的量子统计,结合对比度和空间分辨率增强方法[21]。

如上所述,DQE 是对成像系统噪声和对比度性能的综合效应的测量,表示为一个物体细节的函数。

MTF 是衡量一个成像探测器在不同空间频率再现主体的图像对比度的能力[17]。换句话说,在所得到的图像中,MTF 代表成像系统如何再现不同大小的高对比度物质的图像,因此代表对比度和空间分辨率之间的关系[11]。成像系统模糊不清,导致较高的空间频率不能较好地传输低空间频率信息。因此,随着空间频率的增加,MTF 不断减小[22]。

信噪比表现的是在一个大物体的图像中对比度和噪声之间的关系[11]。而信号灵敏度(对比度)和图像噪声性能都是重要的,这是它们之间最重要的比例,构成了图像质量最重要的指标[8,23]。这种关系表明信噪比需要 5:1 的比例,人们才能获得可靠的探测。在数字 X 线系统中,噪声降低和信噪比增加,物体探测性能非常迅速地增加。

WS 作为空间频率的函数,表示图像中的噪声功率。因此,它代表噪声和空间分辨率之间的关系[11]。维纳频谱(或 NPS)可以有几个等效的理解方式[16]:它可以被认为是分布在各种频率成分中的图像灰度方差(即图像噪声)或可以描述为在一个空间频率的总测量中一个给定的空间频率分布的方差。

9 观察者性能研究

观察者性能研究方法可分为两类[8]:基于病变检测的观察者性能研究和基于解剖结构可视化的观察者性能研究。这两种方法被用来评价整个成像链,给出了成像系统的临床图像质量的测量。

第一类包括在真正的患者或体模中用来检测病变的方法:受试者作业特性曲线(ROC 曲线)分析和与 ROC 相关的方法,如自由响应 ROC 曲线(FROC),替代自由响应 ROC(AFROC)和强制自由响应错误(FFE)。ROC 曲线分析提供了衡量诊断测试准确度的几个优点[24]:①它包括所有可能的切入点(或决策水平);②显示测试的灵敏度及其特异性之间的关系;③不受疾病的患病率的影响;④可以对几种有价值的测试方法的精确性进行总体评价(例如,ROC 曲线下面积、部分 ROC 曲线下面积)。这些方法被发现与另一个方法相一致[25]。ROC 分析提供了迄今最全面的关于诊断准确性的描述[26]。诊断精度的测量包括正确率、敏感性、特异性和 ROC 曲线。其中,ROC 曲线能提供最全面的描述,因为随着测试"决定标准"的不同,它能表示出诊断测试的所有敏感性和特异性组合[27]。

ROC 分析的正确使用和理解包括几个很重要的概念,如 ROC 曲线:参数和非参数方法,ROC 曲线下面积(AUC)及其 95%的可信区间,特定假阳性率时的敏感性,以及使用 ROC 曲线下的局部面积[28]。

当在两个群体中考虑一个特定的测试结果:一个群体人口感染疾病(阳性测试),另一群体未感染疾病(阴性测试),在两个群体之间很难观察到截然的界限。事实上,测试结果的分布是重叠的,如图 6-7 所示。

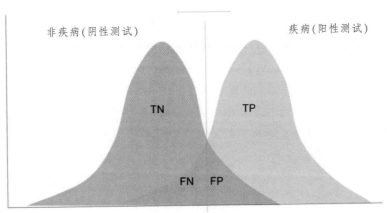

图 6-7　决定阈值和分组(见彩图)。

对于每一个用来区分两个群体的可能的临界点，某些患病群体可能会被正确分类为阳性病例(TP=真阳性部分)，但也有些患病群体被分类为阴性病例(FN=假阴性部分)。反过来，某些情况下无病群体会被正确分类为阴性(TN=真阴性部分)，而有的情况下则被归类为阳性(FP =假阳性部分)。不同的部分(TP、FP、TN、FN)见表 6-2。

表6-2 测试结果(X 线摄影检查)和疾病(参考标准)之间的比较

测试(X 线摄影检查)	疾病(参考标准)				
	存在	n	不存在	n	总数
阳性	TP	a	FP	c	$a+c$
阴性	FN	b	TN	d	$b+d$
总数		$a+b$		$c+d$	

ROC 曲线是基于其性能的可视化、有机地进行分类选择的技术。ROC 图早已被用于信号检测理论来表示分类器的命中率和误报率之间的平衡关系[29]。ROC 分析已被扩展应用在可视化和分析诊断系统中[30]。

ROC 曲线(图 6-8)被定义为测试灵敏度的曲线图，是评价诊断测试性能的一种有效方法，其 y 坐标与 1-特异性对应或 x 坐标为假阳性率。

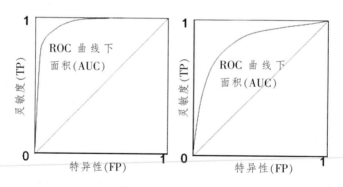

图6-8 ROC 曲线。

在 ROC 曲线中，真阳性率(TP)(灵敏度)表示为假阳性率(FP)在不同临界点的函数(100-特异性)。ROC 曲线上的每个点代表对应于一个特定的决定阈值的灵敏度/特异性对。完美的鉴别试验(两个分布不重叠)其 ROC 曲线经过左上角(敏感性 100%，特异性 100%)。因此，ROC 曲线越靠近左上角，整体测试准确度和 AUC 值越高。

量化分类器的诊断准确率的一种综合方法是通过单一的数字表示其性能。最常见的综合措施是 AUC。按照惯例，AUC 范围介于 0.5(两组测试值之间没有明显的分布差异)和 1(截然分离)之间。比较分类器之间的性能时，通常选择对应 AUC 曲线下的最大值，也就是单位面积中离 ROC 曲线上(0,1)最近的点。

观察者性能的第二类方法，正如 Tingberg[8]所提及的，包括用于解剖结构的能见度的评价,如视觉分级分析(VGA)和图像标准(IC)。这些方法用于图像质量的量化,由于它们依赖于人类观察者,所以也提供了临床图像的主观评价[9]。VGA方法的目的是评价解剖结构的可见度并与参考图像比较。评价通常采用5级评分法或相对的得分[8]。在IC评价中,观察者必须确定是否已预先定义好图像质量标准或图像已选定分类方法(对/错)。这种分析可能是X线摄影技术优化的有用方法[31]。这些方法的更多例子将在本书的第7章中介绍。

10　小结

本章提供了放射诊断图像质量的理论背景。对数字图像和图像质量评价方法进行了探讨。对诊断成像的质量评价方法作了重点介绍。对数字图像和主要物理图像质量参数表征进行了讨论,包括图像质量的客观测量和观察者水平的方法。

(商　凯　王　骏　刘小艳　林海霞　吴虹桥　译)

参考文献

1. Neitzel U. Status and prospects of digital detector technology for CR and DR. Radiat Prot Dosimetry. 2005;114:32–8.
2. Busch HP. Image quality and dose management for digital radiography—final report. In: DIMOND 3 ed. European Commission. Available at http://www.dimond3.org/European (2004).
3. Bourne R, editor. Fundamentals of digital imaging in medicine. London: Springer; 2010.
4. Petrou M, Bosdogianni P, editors. Image processing: the fundamentals. New York, NY: Wiley; 1999.
5. Oakley J, editor. Digital imaging: a primer for radiographers. Radiologists and healthcare professionals. London: Greenwich Medical Media; 2003.
6. Gonzalez RC, Woods RE, Eddins SL, editors. Digital image processing using Matlab. Upper Saddle River, NJ: Pearson Prentice Hall; 2004.
7. International Commission on Radiological Protection. Managing patient dose in digital radiology. ICRP Publication 93. Annals of the ICRP 34; 2004.
8. Tingberg A. Quantifying the quality of medical X-ray images: an evaluation based on normal anatomy lumbar spine and chest radiography [doctoral dissertation]. Malmö, Sweden: Department of Radiation Physics, Lund University; 2000.
9. Tapiovaara M. Relationships between physical measurements and user evaluation of image quality in medical radiology—a review. In: STUK—radiation and nuclear safety authority. STUK A-219, Helsinki. Available at http://www.stuk.fi/julkaisut/stuk-a/stuk-a219.pdf (2006).
10. Jessen KA. Balancing image quality and dose in diagnostic radiology. Eur Radiol Syllabus. 2004;14:9–18.
11. Marsh DM, Malone JF. Methods and materials for the measurement of subjective and objective measurements of image quality. Radiat Prot Dosimetry. 2001;94:37–42.
12. Ranger NT, Samei E, Dobbins III JT, Ravin CE. Assessment of detective quantum efficiency: intercomparison of a recently introduced international standard with prior methods. Radiology. 2007;243:785–95.
13. International Electrotechnical Commission. Medical electrical equipment—characteristics of digital X-ray imaging devices. Part 1: Determination of the detective quantum efficiency. In: International Standard IEC62220-1, Geneva; 2003.
14. Chotas HG, Dobbins III JT, Ravin CE. Principles of digital radiography with large-area electronically readable detectors: a review of the basics. Radiology. 1999;210:595–9.
15. Cunningham I. Applied linear-systems theory. In: Beutel J, Kundel H, Van Metter RL, editors. Handbook of medical imaging. Washington, DC: SPIE Press; 2000.
16. Dobbins JT. Image quality metrics for digital systems. In: Beutel J, Kundel H, Van Metter RL, editors. Handbook of medical imaging. Washington, DC: SPIE Press; 2000.

17. Samei E. Performance of digital radiographic detectors: quantification and assessment methods. In: Samei E, Flynn MJ, editors. Syllabus: advances in digital radiography—categorical course in diagnostic radiology physics. Oak Brook, IL: Radiological Society of North America; 2003. p. 37–47.

18. Samei E. Performance of digital radiographic detectors: factors affecting sharpness and noise. In: Samei E, Flynn MJ, editors. Syllabus: advances in digital radiography-categorical course in diagnostic radiology physics. Oak Brook, IL: Radiological Society of North America; 2003. p. 49–61.

19. Hanson KM. A simplified method of estimating noise power spectra. In: Webb S, editor. Physics of medical imaging. New York, NY: Taylor & Francis; 1998.

20. Buades MJ, González A, Tobarra B. Implementación de un programa informático para la determinación de la DQE de un sistema de radiología digital. Revista de Física Médica. 2006;7:57–67.

21. Samei E, Seibert JA, Andriole K, Badano A, Crawford J, Reiner B, Flynn MJ, Chang P. AAPM/RSNA tutorial on equipment selection: PACS equipment overview. Radiographics. 2004;24:313–34.

22. Lawinsky C, Mackenzie A, Cole H, Blake P, Honey I. Digital detectors for general radiography. A comparative report. In: KCARE. Centre for evidence-based purchase. Available at www.pasa.nhs.uk (2005).

23. Dobbins JT, Samei E, Ranger NT, Chen Y. Intercomparison of methods for image quality characterization. II. Noise power spectrum. Med Phys. 2006;33:1466–75.

24. Obuchowski N. Receiver operating characteristic curves and their use in radiology. Radiology. 2003;229:3–8.

25. Chakraborty DP, Winter LH. Free-response methodology: alternate analysis and a new observer-performance experiment. Radiology. 1990;174:873–81.

26. Metz C. Receiver operating characteristic analysis: a tool for the quantitative evaluation of observer performance and systems. J Am Coll Radiol. 2006;3:413–22.

27. Metz CE. ROC analysis in medical imaging: a tutorial review of literature. Radiol Phys Technol. 2008;1:2–12.

28. Park SH, Goo JM, Jo CH. Receiver operating characteristic (ROC) curve: practical review for radiologists. Korean J Radiol. 2004;5:11–8.

29. Sweets JA. ROC curve analysis applied to the evaluation of medical imaging techniques. Invest Radiol. 1979;14:109–21.

30. Sweets JA. Measuring the accuracy of diagnostic systems. Science. 1988;240:1285–93.

31. Lanhede B, Bath M, Kheddache S, et al. The influence of different technique factors on image quality of chest radiographs as evaluated by modified CEC image quality criteria. Br J Radiol. 2002;75:38–49.

第 **7** 章

数字 X 线摄影的实践

摘 要

数字 X 线探测器(以不同的技术性解决方案为基础)目前可供临床应用并在临床实践中得以普及。计算机 X 线摄影(CR)和数字 X 线摄影(DR)系统已经用于临床,在过去的几年里,已经向数字化趋势发展。放射科一直在不断变革,从传统的屏 – 片技术向数字技术迈进。本章旨在让读者对数字系统的重要方面有一个实际认识,涉及各种技术性能,包括图像质量、剂量以及患者安全和防护。另外,本章也论述了关于数字系统的最优化体系。

关键词

数字 X 线摄影;探测器;临床应用;计算机 X 线摄影;屏 – 片技术;性能;图像质量;剂量;患者安全;患者防护;最优化体系;数字系统

1 引言

对于影像工作者来说, 数字 X 线摄影系统在摄影过程中如何保证图像质量和减少患者曝光的最优化是放射学领域研究的最主要目标。于是在实践中就提出了以下问题:数字系统中曝光参数的设置对于诊断质量有什么影响?对于有诊断意义的图像,可接受的放射剂量是多少?在确保准确诊断的基础上,剂量可以降低到什么水平?

要试图解答上述问题, 可以通过采用真实病例与体模对 X 线摄影数字探测器系统进行研究,相关因素包括:技术采集、诊断图像质量、剂量管理等。

互补评价方法的应用可以提供一套可靠的系统性能测量方法,并有助于数字 X 线摄影系统的优化。尽管如 Tapiovaara[1]所述,当物理图像质量超出一定水平,X 线摄影系统性能将达到饱和,物理图像质量(作为探测器性能评价的描述特征)仍是提供可信诊断图像的重要因素。这是因为所有的重要特征都在图像上可见,而对放射医师无用的多余信息不会在图像中出现。因此,依赖于观察者主观感受的图像质量评价会受到诸如解剖背景、观察者技巧、观察者本身及相互之间的差异等因素的影响。最优化处理要以一系列互补以及不能直接比较的程序为基础。这是该处理本身的一个局限,因为采用不同评价方法来比较结果是十分困难的。

2 数字X线摄影系统性能

数字 X 线摄影系统如计算机 X 线摄影(computed radiography,CR)和数字 X 线摄影(digital radiology,DR)的出现为科研人员带来了利用标准化评价方法进行系统评价的机会。调制传递函数(modulation transfer function,MTF)、噪声功率谱(noise power spectra,NPS)及量子检测效率(detective quantum efficiency,DQE)是性能质量测量指标,相比旧的指标,新指标能更简单地应用于系统优化及测试[2]。

虽然这些评价指标是为了测试系统性能,但有的学者提出,客观测量方法并不足以对系统进行完整的评估。据 Tapiovaara[1]所述,DQE 通常仅仅描述成像系统中图像接收器部分的特征。按照这位学者所说,这些不同的任务都通过不同的评定方法很好地完成,根据所用的方法,其结果通常被作为技术(或物理)图像质量或者临床图像质量参考。

用于评价数字探测器性能的定量测量指标,如 MTF、NPS、DQE 现已被 IEC 接受,作为频域中图像质量测量的指标[3]。但仍需要对探测器的性能及其对图像质量的影响进行更深入的研究,以被观察者所理解。

数字 X 线摄影系统性能应该作为构成完整的放射处理评估的起点。而且还需要制定一个统一的、易于理解的评估模型,这个模型涉及多个步骤去完成一个优化的全面框架。

关于评价数字成像系统方法的更深入讨论请阅读本书第 3 章。

3 数字图像与曝光参数

精确的诊断依赖于曝光的优化,这基于成像步骤的 3 个核心方面:①X 线摄影技术的选择;②患者的放射剂量;③X 线摄影图像的诊断质量。这 3 个方面对于 X 线图像的诊断质量是至关重要的。曝光参数影响并决定着 X 线束的数量及质量。对于各种临床情况,最合适的 X 线摄影技术选择包括正确的曝光参数设置。这里将举例说明如何进行数据收集和结果评价。

3.1 横断面研究

我们可以通过一个简单的横断面研究对主要的曝光参数进行探索性识别[4]。具体操作示例为:对 4 个解剖部位进行 7 次 X 线摄影,头颅(后前位 PA 与侧位);胸部(后前位 PA 与侧位);腰椎(前后位 AP 与侧位);骨盆(前后位)。

箱图显示,在胸部后前位和侧位摄影中管电压(kV)变化(图 7-1)的四分位间距较宽。其中后前位(75~133kV)和侧位(95~141kV)摄影结果与 CEC 参考值 125kV 相比[5],其离散程度似乎太大。当我们分析所有其他的摄影,发现其四分位间距与 CEC 参考值几乎都不一致:头颅后前位(55~77kV;CEC=70~85kV);头颅侧位(52~77kV;CEC=70~85kV);腰椎前后位(52~80kV;CEC=75~90kV);腰椎侧位(64~94kV;CEC=80~95kV);骨盆前后位(53~80kV;CEC=70~85kV)。

曝光时间(ms)箱图显示:腰椎前后位(40~250ms;CEC<400ms)、腰椎侧位(80~300ms;CEC<1000ms)以及骨盆前后位(40~330ms;CEC<400ms)四分位间距较宽(图 7-2)。而头颅和胸部曝光时间的四分位间距都比较窄。从横断面研究收集的数据资料发现,较大的数据偏差涉及技术性曝光因素。

虽然 CEC 指南现在已经不适用,但主要的修正和更新还是必需的。尽管该指南由欧洲多个国家共同修订,但并没有给放射工作人员一个很好的实践参考。在对患者进行一些常规检查时,也没有在工作模式与曝光参数设置上表现出一致性(图 7-1 和图 7-2)。

当使用对应的 CEC 参考值[5]与管电压(kV)、X 线焦点到探测器的距离(cm)以及曝光时间(ms)进行比较时,我们发现其中 10 项数据并不一致(表 7-1)。其中我们需要特别注意的地方是,有 5 个摄影体位(头颅后前位、侧位;胸部侧位;腰椎前后位;骨盆前后位)的曝光时间远远超过了 CEC 参考值。而且管电压在某些体位中也与 CEC 参考值不一致。X 线焦点到探测器的距离则在所有体位中都与 CEC 参考值[5]一致。纵观所有数据,根据众数显示,只有腰椎侧位摄影的全部曝光参数与 CEC 参考值[5]一致。

结果显示大部分曝光参数不一致,证明了曝光技术的不适当性。从一个横断面研究所获取的数据可以观察到,在相同体位摄影中,35 位放射师设置的曝光参数有很大的差异。而且,我们也可以观察到 X 线摄影技术曝光参数结果突显分散,大部分都低于推荐 kV 间隔和高于推荐曝光时间。对比 CEC 指南,观察结果显示曝光参数的选择并不适用[5]。这可以开展一个对过度曝光的实践研究,收集的数据说明在某些体位摄影中静电放电 (electrostatic discharge,ESD)高于参考值,因为在大多数体位中存在着长时间曝光。

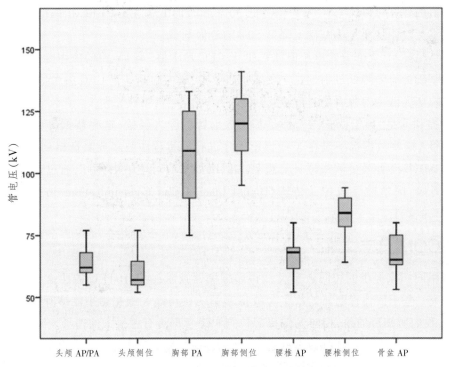

图 7-1　箱图显示所有摄影管电压(kV)的差异。

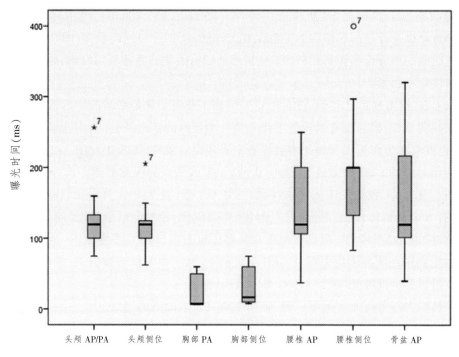

图 7-2　在箱图显示所有曝光时间(ms)的差异。

曝光参数的较大差异可以用临床上设备技术的差异来解释。患者临床情况和放射师的技巧也可能是相关的因素。其他可能的解释有地区性参考值和适用放射技术标准的缺乏。地区性参考值的建立可以比 CEC 参考值降低 30%~60%的 ESD。如果 CEC 指南能够完整修订,将可以在不影响图像质量的基础上降低 50%的放射剂量。

调查结果显示,大部分管电压值(kV)低于 CEC 参考值。高 kV 值的应用能够在不影响图像质量的基础上有效降低放射剂量。在某些体位中,曝光时间高于 CEC 参考值,这个问题可能会造成临床实践中对患者的过度曝光。

必须提到的是,由于调查结果都是基于放射师的个人经验,这些数据资料都存在着一定的局限性。这些数据都不是在 X 线摄影程序进行的过程中收集或测量得到的。这非常重要,因为 ESD 并没有通过测量或计算得到。所以如果有可能的话,可以通过其他方式来获取资料,例如,医学数字成像及传输(Digital Imaging and Communications in Medicine,DI-COM)的日志文件。

3.2 DICOM 日志文件

使用相同厂家提供的相同数字 X 线摄影探测器技术(a-Si:H/TFT)的两家医院曾经进行过对比研究。基于固体探测器的数字 X 线摄影系统在胸部 X 线摄影中能够有效降低放射剂量。然而,我们所知道的是,相同 X 线摄影检查中患者剂量有着很大的差异。与传统屏–片 X 线摄影系统相比, 基于固体探测器的数字 X 线摄影技术有着较高的量子检测效率和宽的动态范围,在胸部和骨骼 X 线摄影中可以降低 33%~50%的放射剂量,而且不会影响图像质量。

表 7–1　X 线摄影技术和 CEC 指南对照(*n*=35)

部位	体位	技术	设置[a]	CEC(1996)参考	对照
头颅	后前位	kV	60	70~85	否
		距离(cm)	100	115(100~150)	是
		曝光时间(ms)	120	<100	否
	侧位	kV	55	70~85	否
		距离(cm)	100	115(100~150)	是
		曝光时间(ms)	120;200[a]	<100	否
胸部	后前位	kV	125;90	125	否
		距离(cm)	180	180(140~200)	是
		曝光时间(ms)	7	<20	是
	侧位	kV	130	125	是
		距离(cm)	180	180(140~200)	是
		曝光时间(ms)	10;60;75[a]	<40	否
腰椎	前后位	kV	70	75~90	否
		距离(cm)	100	115(100~150)	是
		曝光时间(ms)	120;600[a]	<400	否
	侧位	kV	90	80~95	是
		距离(cm)	100	115(100~150)	是
		曝光时间(ms)	200	<1000	是
骨盆	前后位	kV	75;70;64;60	75~90	否
		距离(cm)	100	115(100~150)	是
		曝光时间(ms)	117;120;133;313;400[a]	<400	否

注:N=35

a=不止一个设置值

在胸部与骨骼 X 线摄影中,相对传统屏–片系统,平板探测器保证相同成像质量的前提下能够降低放射剂量。

表 7-2 显示两套数字 X 线成像系统不同的曝光参数。

系统 A 的胸部后前位平均 mAs 值(4.7)高于系统 B(1.7)。与此相反,在侧位摄影中系统 B 平均 mAs 值(7.4)高于系统 A(4.5)。曝光时间平均值在两个系统中都远低于 20ms(后前位)与 40ms(侧位)的参考值。系统 A 后前位摄影平均曝光时间(8.59ms)相比系统 B(3.33ms)要高。在侧位摄影中,差异依然存在:9.53ms(系统 A)和 14.83ms(系统 B)。就剂量面积乘积(DAP)的值(dGy·cm²)而言,我们也可以发现系统 A 的 DAP 值(后前位 11.4;侧位 14.3)高于系统 B(后前位 0.8;侧位 3.6)。

当对比两个完全相同的数字 X 线摄影系统时,我们可以观察到 ESD 和曝光时间有着相当大的差异。从 DICOM 日志文件中获取的结果证实,在相同的数字 X 线摄影探测器技术中,患者剂量与曝光时间存在着较大差异。系统 A 的 ESD 第 75 百分位数在胸部后前位为 1.65mGy(CEC=0.3mGy),胸部侧位为 1.45mGy(CEC=1.5mGy)。胸部后前位的 ESD 平均值远

表 7-2 两家医院两套 DR 系统的曝光参数(kV、mAs、曝光时间)及
剂量相关指标(DAP、ESD)

DR 系统	体位		kV	mAs	曝光时间 (ms)	DAP (dGy·cm²)	ESD (mGy)	75%ESD (mGy)
A	后前位	平均	125	4.7	8.59	11.4	0.98	1.65
		最小值	125	1.1	2.03	0.3	0.03	
		最大值	125	16.9	31.64	57.3	4.40	
		标准差	0.0	4.2	7.81	15.6	1.27	
		N=48						
	侧位	平均	133	4.5	9.14	14.3	1.28	1.45
		最小值	125	1.2	2.19	0.4	0.03	
		最大值	133	14.5	29.14	48.7	4.37	
		标准差	1.8	2.8	5.67	10.6	0.95	
		N=19						
B	后前位	平均	125	1.7	3.33	0.8	0.06	0.07
		最小值	102	0.8	1.61	0.2	0.01	
		最大值	133	5.3	11.00	2.8	0.20	
		标准差	2.5	0.7	1.38	0.4	0.03	
		N=340						
	侧位	平均	125	7.4	14.83	3.6	0.28	0.32
		最小值	109	1.3	2.56	0.7	0.05	
		最大值	141	35.7	70.00	14.8	1.36	
		标准差	2.9	5.3	10.62	2.5	0.20	
		N=120						

远高于 CEC 参考值。反观系统 B 的所有指标(后前位=0.07mGy;侧位=0.32mGy)都低于 CEC 参考值。

这些 DICOM 日志文件的结果清楚地表明,我们需要进行性能评估来改善程序。有人提议在临床实践中实施减少曝光时间及体表入射剂量(ESD)程序优化措施。对图像评价研究也应该考虑优化处理。

4 剂量优化与患者防护

曝光优化必须致力于使患者避免受到满足医学诊断以外的非必要辐射,同时临床实践中必须遵循合理使用低剂量(As Low As Reasonably Practicable,ALARP)原则。

数字 X 线摄影的诊断需求和放射诊断图像质量标准的欧洲指南为良好的放射技术提供了一定的参考,这使得诊断需求和剂量标准化得以实现[5,6]。这些参考标准定义了 X 线图像最普通、最基本的诊断需要,详细说明了解剖图像的标准以及重要的图像细节,指出了患者接受辐射剂量的标准,并且给出了良好的放射技术的范例,使诊断需求与剂量标准化能

够实现。

曝光参数影响和决定着 X 线束的强度与质量。对于不同的临床实践，最合适的放射技术选择包括正确的曝光参数设置及使用适当的射线滤过板。射线滤过板能够降低患者的 ESD[7]。超过 4mm 的铝制滤过板能够有效降低近 50% 的剂量。使用铜制滤过板的 DR 系统拍摄的胸部图像质量与无滤过板所拍摄图像质量相差无几，但用 Monte Carlo 算法测得滤过板的使用可以降低患者 31% 的放射剂量[8]。

4.1　体模研究

这里有一个利用 CR 系统对胸部及全身体模拍摄的实验性研究，我们用其研究结果作为例子。这个体模研究的目的是：评价在胸部及腰椎 CR 摄影中曝光参数的差异对体表入射剂量（entrance skin dose，ESD）的影响。实验结果显示，使用铜制滤过板，分别采用 70kV 和 90kV 曝光时，腰椎前后位摄影的 ESD 分别降低了 50% 和 40%。采用 77kV 和 93kV 曝光的腰椎侧位摄影均降低 50%。胸部后前位摄影结果（表 7–3）显示，ESD 随管电压升高而降低（90kV=0.32mGy；133kV=0.17mGy）。只有 90kV（0.32；0.37mGy）曝光时 ESD 高于参考值 0.3mGy。所有超过 100kV 的管电压设置都显示 ESD 值低于参考值。此外，在增加管电压或增厚铜制滤过板时，DAP 的测量值（$\mu Gy \cdot m^2$）也随之降低。

表 7–3　胸部后前位摄影技术与滤过板

管电压 (kV)	滤过板 (mmCu)	mA s	DFD (cm)	FSD (cm)	DAP (mGy·cm²)	ESD$_{DAP}$ (mGy)	ESD$_{output}$ (mGy)	CEC 参考值 (mGy)
90	0	8.63	180	155	19.9	0.32	0.37	0.3
102		5.72	180	155	16	0.26	0.25	0.3
113		4.26	180	155	13.8	0.22	0.18	0.3
125		3.26	180	155	12.1	0.19	0.14	0.3
133		2.95	180	155	10.8	0.17	0.13	0.3
113		4.26	180	155	13.8	0.22	0.18	0.3
125	0	3.26	180	155	12	0.19	0.14	0.3
	0.1	3.76	180	155	8.7	0.14	0.09	0.3
	0.2	4.24	180	155	7.3	0.12	0.07	0.3
	0.3	4.77	180	155	6.3	0.10	0.06	0.3

在 125kV 曝光中使用滤过板时，ESD 随铜板厚度增加而降低。在 125kV 胸部后前位曝光摄影中，当滤过板厚度从 0 增加到 3mm 时，ESD$_{DAP}$ 降低了 52%。由于低能射线随着滤过板厚度的增加而减弱，可观察到 mAs 也随其增加（3.26~4.77），因此 X 线球管需要增大其输出以维持必需的出射射线的量[7]。腰椎前后位摄影结果显示（表 7–4），在 70kV 和 90kV 曝光中，ESD 都随滤过板增厚而降低。其 ESD$_{DAP}$ 分别降低了 50%（0.37~0.85mGy）和 40%（0.26~0.53mGy）。所有 ESD 结果都远低于 10mGy 的参考值。

表 7-4 腰椎前后位摄影技术与滤过板

管电压 (kV)	滤过板 (mmCu)	mA s	DFD (cm)	DFP (cm)	DAP (mGy·cm²)	ESD_{DAP} (mGy)	ESD_{output} (mGy)	CEC 参考值 1996(mGy)
70	0	13	115	93	26.6	0.85	1.05	10
	0.1	17.2	115	93	17.4	0.56	0.67	10
	0.2	21.9	115	93	13.9	0.44	0.54	10
	0.3	27.6	115	93	11.6	0.37	0.46	10
90	0	5.34	115	93	16.6	0.53	0.43	10
	0.1	6.59	115	93	11.5	0.37	0.26	10
	0.2	7.81	115	93	9.3	0.30	0.19	10
	0.3	9.41	115	93	8.1	0.26	0.16	10

表 7-5 显示,在腰椎侧位摄影中,两种管电压设置(77kV 和 93kV)的 ESD_{DAP} 都降低近 50%。当滤过增加时,观察到 mAs 也增大。所有腰椎侧位的曝光都远低于 30mGy 的参考值。

表 7-5 腰椎侧位摄影技术与滤过

管电压 (kV)	滤过板 (mmCu)	mA s	DFD (cm)	DFP (cm)	DAP (mGy·cm²)	ESD_{DAP} (mGy)	ESD_{output} (mGy)	CEC 参考值 1996(mGy)
77	0	26.4	115	77	64.6	2.93	3.10	30
	0.1	34.7	115	77	44.1	2.00	1.99	30
	0.2	43.4	115	77	35.9	1.63	1.56	30
	0.3	55	115	77	31.4	1.42	1.34	30
93	0	26.4	115	77	64.6	2.24	1.72	30
	0.1	34.7	115	77	44.1	1.56	1.03	30
	0.2	43.4	115	77	35.9	1.29	0.78	30
	0.3	55	115	77	31.4	1.14	0.63	30

虽然在这次实验中评价图像质量并不是我们的目的, 但是本次实验所有 X 线摄影图像的曝光指标都可以作为指示适当曝光水平的有用反馈。AGFA 曝光指数被标记为 lgM,它反映了实际探测器剂量与理想剂量的接近程度。曝光指数 lgM 与探测器曝光相关,但它并不能取代患者相关的剂量参数,如 DAP 或 ESD。

在使用 125kV 进行胸部体模后前位 X 线摄影中,lgM 值都相当接近 (2.04;2.03)(图 7-3)。这表明使用不同滤过板使 CR 探测器的曝光都十分接近,提示探测器的适当曝光产生了准确的图像。在这个病例中提到最重要的一点是:使用不同线束滤过板时,探测器的曝光十分相近,但是在 125kV 曝光中,当滤过板铜板厚度从 0 增加到 3mm 时,却使得患者 ESD 降低了 52%(ESD_{DAP})。我们发现,使用滤过板时曝光指数(lgM)并没有实质上的区别。

同样的结果发生在前后位与侧位腰椎的体模摄影中。使用铜制滤过板的 CR 所获得的

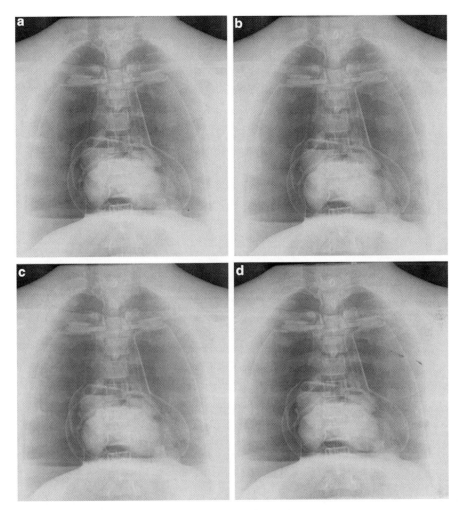

图 7-3　(a~d) 在 125kV 曝光中采用 Cu 滤过的胸部后前位图像。(a)125kV,0mm Cu,
lgM 2.04；(b)125kV,0.1mm Cu,lgM 2.03；(c)125kV,0.2mm Cu,lgM 2.04；(d)125kV,0.3mm
Cu,lgM 2.04。

数字 X 线图像其 lgM 与不使用 Cu 滤过板所得 X 线图像 lgM 非常接近(图 7-4)。在 70kV(前
后位摄影)曝光中使用不同滤过板时,其 lgM 范围为 1.62~1.65,在 93kV(侧位摄影)曝光中其
lgM 值范围为 1.52~1.59。

　　在所有体模摄影和曝光中提出的最重要的一点是 ESD 降低接近 50%。在胸部后前位与
腰椎前后位及侧位摄影中,最适曝光参数的设置与滤过板的使用能够明显降低 ESD。这两个
体模实验结果表明,在 CR 系统中使用线束滤过以及按照 CEC 指南推荐的参数曝光能有效
降低 ESD。虽然胸部和腰椎的结果显示 ESD 显著降低,但这一发现仍需要在更多样的临床
研究中进行更深入的评估,同时对图像质量仍需进一步研究。

　　不同厂家所提供的用于测量探测器曝光的曝光指数范围有着很大的差异。曝光指数与
荧光板吸收剂量有关,且由像素值决定。在 AGFA CR 系统中,曝光指数被命名为 lgM 值,它
可作为剂量反馈指标。

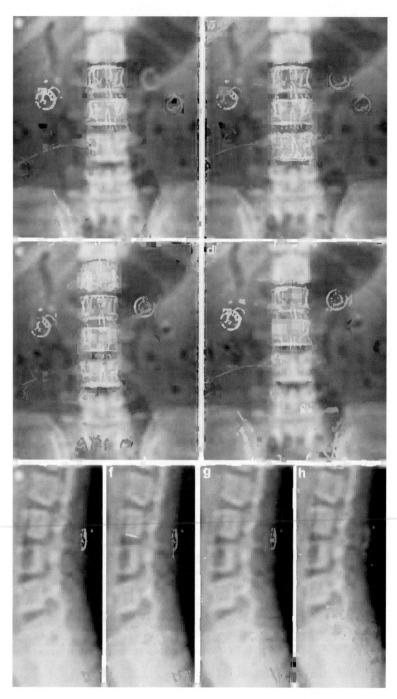

图 7-4　(a~d)腰椎(前后位和侧位)。(a)70kV,0mm Cu,lgM 1.65;(b)70kV,0.1mm Cu,lgM 1.62;(c)70kV,0.2mm Cu,lgM 1.65;(d)70kV,0.3mm Cu,lgM 1.65;(e)93kV,0mm Cu,lgM 1.52;(f)93kV,0.1mm Cu,lgM 1.56;(g)93kV,0.2mm Cu,lgM 1.56;(h)93kV,0.3mm Cu,lgM 1.59。

4.2　临床实践中曝光指数的评价

不同厂家所提供的用于测量探测器曝光的曝光指数范围有着很大的差异[9]。曝光指数与数字探测器吸收剂量有关,且由像素值决定[10]。在 AGFA CR 系统中,曝光指数被命名为 lgM 值,它可作为剂量反馈指标[11]。

lgM 是图像部分的像素直方图的中值对数。对分段直方图进行分析得出 AGFA 剂量反馈数值,这个值表明某一兴趣区域平均探测器剂量与使用该"速度等级(speed class,SC)"获取图像的理想剂量的接近程度[11]。我们必须了解像素值与曝光之间的关系:根据供应商的说明书,任何 SC 的理想 lgM 值大约是 1.96,与探测器所测得 2.5μGy 曝光应该是一致的[11]。由于自然对数,lgM 中的 0.3(log)的每个变化与加倍剂量或减半剂量相对应。举个例子,假如所给图像的 lgM 计算值为 2.26,则说明剂量是所设置 SC 理想剂量的 2 倍。探测器剂量水平是由主直方图叶中像素值对数的中值所决定。

在本次研究中,我们回顾性分析了 1 个月内 CR 系统进行的 267 例摄影。这些图像都是在正常临床环境中由 3 位经验丰富的放射师所拍摄。由于统计学原因,本次实验排除了 2 例患者 SC 100 的曝光,纳入了 265 例患者(女性 125 例、男性 140 例)SC 200 及 SC 400 的曝光。所有图像都采用一台 AGFA CR 系统获取。这些样本的 lgM 平均值为 2.14。5%显著水平 *t* 检验显示与 1.96 lgM 参考值有统计学差异($P=0.000 \leqslant 0.05$)。

直方图 (图 7-5) 显示绝大部分曝光高于参考值:72%高于 1.96 lgM 值,43%高于 2.26 lgM 值。在这些值之上,lgM 范围在 2.35~2.45 的频率为 39%。图 7-6 比较了两组患者(男性;女性)的 lgM 值,无论是 SC 200(2.36)还是 SC 400(2.30)女性组的 lgM 中值都比较高。但是在这组患者中并没有重要的差异,其四分位间距范围分别为 0.43(SC 200)和 0.42(SC 400)。另外,lgM 最大值与最小值的差距在 SC 200(1.54~2.98)中大于 SC 400(2.03~2.62)。

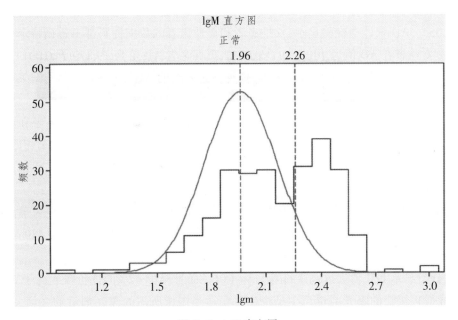

图 7-5　lgM 直方图。

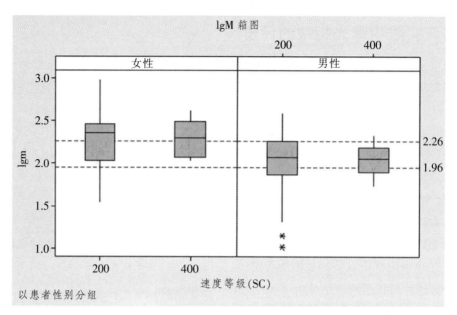

图 7-6　在 SC 200 和 SC 400 比较女性患者与男性患者 lgM 箱图。

　　男性患者 SC 200 和 SC 400 的 lgM 中位数(分别为 2.07 和 2.05)都相当接近。SC 400 中 lgM 值的离散程度是最小的,其四分位间距为 0.28,最大值与最小值的差距(1.74~2.33)也是最小的。SC 200 则显示更宽的四分位间距分布 (0.39),lgM 值的上下界也比较宽 (1.31 和 2.59)。

　　图 7-7 和图 7-8 显示了 lgM 参考值为 1.96 和标准差为 0.2 的概率关系图。这两个图中的标定点代表了 lgM 衰减的比例:请注意,它们并不是直线变化。图像中中间的线为百分率,表示 lgM 1.96 参考值,两侧的线表示 95%可信区间(confidence interval,CI)。

　　如果数据服从正态分布,AD(Anderson-Darling)值将会接近 0,而且相关 P 值会大于检验水准 $\alpha(0.05)$。AD 统计学检验显示,女性患者和男性患者的数据资料都不遵循特定分布路线(图 7-7)。女性患者 AD 值为 140.180($P<0.001$),男性患者 AD 值为 19.870($P<0.001$)。尽管两组结果都显示其与正态分布有统计学差异,但男性患者组的 AD 值较小,表明其结果更接近正态分布。

　　图 7-8 显示分别在 SC 200 和 SC 400,lgM 参考值为 1.96 时, 比较女性患者和男性患者的概率关系图。两组在 SC 200 上的结果都与正态分布有统计学差异($P<0.001$)。但是男性患者 AD 值(19.771)相比女性患者(131.586)更低。这表明在 SC 200 男性患者 lgM 比女性患者更接近参考值。

　　SC 400 中男性患者数据相当接近服从分布线。其 AD 值为 0.824,可以视为遵循正态分布($P>0.250$)。女性患者结果在 SC 400 中并不符合参考线。AD 值统计检验(9.459)不遵循正态分布($P\leqslant0.001$),并显示与参考值有显著统计学差异。

　　结果分析显示 lgM 值远远高于推荐目标 1.96。而且至少 42%的评价曝光高于 2.26 的上限,提示成像板接受的曝光剂量至少是产生 1 幅适当图像所需的曝光剂量的 2 倍。此外,还发现了女性患者 lgM 值高于男性患者(图 7-8)。

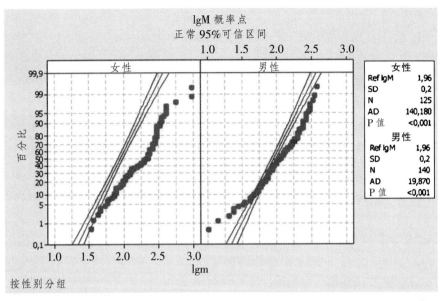

图 7-7 比较女性患者与男性患者在 1.96 lgM 参考值的 lgM 概率点(见彩图)。

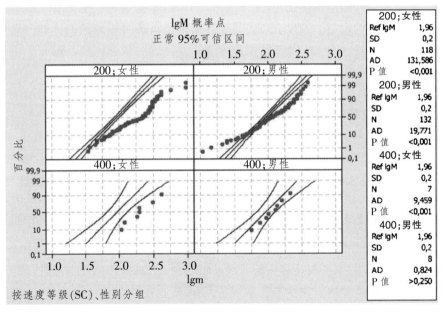

图 7-8 在 SC 200 和 SC 400 时 lgM 参考值为 1.96 时,女性患者与男性患者 lgM 概率点的比较(见彩图)。

这也许反映了一个真正的临床问题,因为 lgM 高于厂商推荐值会造成日常实践中的过度曝光。这可能是由不适用的曝光图表引起的后果,尤其是对于女性患者。我们需要仔细研究每次检查的曝光参数和最适 SC,以用最低曝光剂量获取理想的图像质量。

lgM 对很多其他的因素也很敏感,其中最关键的就是分割。在分割算法(包括身体以外的部分)上出现的任何错误都能造成 lgM 的差异。在相关效应上,准直也可以影响 lgM。只有在正确校正系统后,lgM 的反馈才可靠。本研究是在临床日常环境中开展的,数据资料是从有正常维护程序的 CR 系统中收集得到的。

AGFA 的曝光指数标示为 lgM,表示探测器的曝光量与预期剂量的差异。LgM 和探测器的曝光有关,不能代替患者中与剂量相关的参数,如 DAP 或 ESD。

lgM 与运行的各个 X 线摄影中的 X 线曝光有关。患者的曝光一定是为了取得在成像板(imaging plate,IP)上的恒定剂量,剂量会根据患者的属性(如性别)、X 线摄影技术以及曝光参数的不同而不同。lgM 值还会在特定的 SC 数字转换器上发生变化。这就意味着在相同的 SC 上,曝光剂量加倍能使 lgM 值增加 30%。如果 SC 加倍但不修改 mAs,那么 lgM 值会减少 30%(log)。

CR 系统曝光会使患者接受不必要的剂量,归咎于过度曝光。这个问题应该在常规临床应用中避免。如果在相对不变的 IP 上维持剂量,且适合一项检查或患者的体型,那么在 CR 环境下就可以达到剂量衡定。

对曝光表的进一步研究和修订能减少探测器的剂量和患者的曝光量。对不同 CR 系统的研究表明,有可能使剂量比说明书上推荐的剂量更低。推荐曝光量表的建立目前仍不太明朗,而现在临床实践中所使用的曝光量表明显超出了最适宜的水平。

这部分的结果让我们得出结论:曝光表应该进行优化,使探测器剂量有效降低。为了规范剂量研究进展缓慢的问题,自动化 CR 剂量数据采集算法为忙碌的临床部门提供了有效且有影响力的解决办法,对 CR 剂量监控作出了补充。这一措施将随着曝光优化研究的发展,持续地降低 lgM,并最终减少患者放射剂量。

5 数字X线摄影中诊断图像的质量

在所有影响(图像质量)因素中,管电压对诊断图像的质量有重要的影响。例如,在胸部 X 线摄影中,建议用高管电压技术(≥125kV)来降低骨组织的对比度,为纵隔提供更好的穿透。尽管对 X 线束能量的调整是一项重要的可行方案,能对临床 X 线成像作出有价值的贡献,但在胸部 X 线摄影最适合的管电压问题上,放射学界还缺少一致的结论。

观察者应用受试者作业特性曲线(received operating characteristics,ROC)和分析、评估解剖结构清晰度的方法,如可视化等级分析(visual grading analysis,VGA)而进行的一些研究被用作评价图像质量的实例。如在第 5 章所述,那些方法用于量化图像的质量,但由于它们取决于观察者的主观想法,所以它们为临床图像提供了主观评价。

5.1 胸部体模 ROC 分析中观察者性能研究

在这个测试中,35 幅胸部后前位图像被随机分配到 ViewDex[12]中,由 6 名有经验的放射学专家采用 5 级的信度对其进行评价(图 7-9 和表 7-6)。不管存在病变(异常)还是不存在病变(正常),所有图像都根据观察者的评价赋值。

如表 7-6 所示,观察者通过信度表为每个标记物评级。由于偏态模型使 ROC 曲线产生变性,因此每位阅片者(图 7-10)需使用合适的偏态 ROC 模型[13]以评价一致的 ROC 曲线[14]。

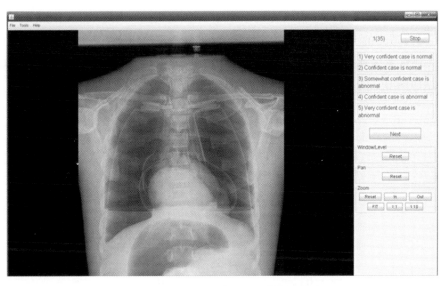

图 7-9 ViewDex 图像显示及其评定量表。

表 7-6 5 级信度表

分数	信度水平
1	肯定正常
2	正常
3	可能异常
4	异常
5	肯定异常

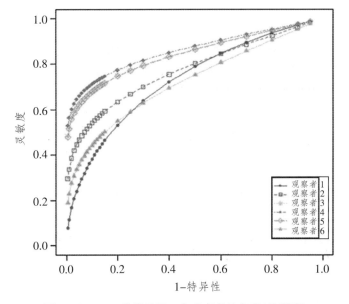

图 7-10 ROC 曲线以及 6 名观察者的表现(见彩图)。

6 名不同的观察者在证明诊断精确性的结果中的表现及其（敏感性）正态曲线下的面积（AUC），将通过适当的 ROC 偏态模型进行计算（表 7-7）。AUC 值在 0.7207 和 0.8593 之间。结果显示，观察者 3、4、5 的诊断精度表现（0.8424≤AUC≤0.8593）比观察者 1、2、6 的更好（0.7207≤AUC≤0.7731）。6 名观察者在 ROC 曲线上的诊断精确性如图 7-10 所示。

表 7-7　6 名观察者在适当的偏态性检验中的 AUC

观察者	AUC
1	0.7289
2	0.7731
3	0.8432
4	0.8593
5	0.8424
6	0.7207

通过上图(图 7-10)可知，观察者 4 拥有最佳的表现，其 ROC 曲线在单元格中最靠近点 (0,1)。而观察者 1 的 ROC 曲线最差。典型的多阅片者多病例分析(Multi Reader Multi Case，MRMC)的 ROC 研究，加入了 C 名患者(有或无疾病)，T≥2 疗程和 R 名阅片者。本次研究，C=7(体模中包含无病变和有病变)，T=5 管电压曝光量，R=6 名放射学专家。在这次实验中，阅片者及病变并没有进行随机抽取，为了证实 AUC 模拟值的平均值不存在明显偏移的这一假设(H0:α81kV=α90kV=⋯=α141kV)，需要使用不重复固定效应的因子模型。

$$y_{ijk}=mu+\alpha_i+\beta_j+\gamma_k+(\alpha\beta)_{ij}+(\alpha\beta)_{ik}+(\beta\gamma)_{jk}+\varepsilon_{ijk}$$
$$i=1,\cdots,5;\ j=1,\cdots,6;\ k=1,\cdots,7 \tag{7.1}$$

利用从医学影像感知实验室(http://perception.radiology.uiowa.edu)和放射学图像研究 Kurt Rossman 实验室(http://xray.bsd.uchicago.edu/krl/)中获得的软件 MRMC DBM 2.2 来实施这种方法，且只考虑以下几种分析法:①阅片者及病例均为随机抽取(传统 MRMC 分析);②只有病例为随机抽取;③只有进行试验的阅片者为随机抽取。在这次实验中，没有使用以上任何一种方法。因此利用 DMB MRMC 2.2 来预测 AUC 假想值，利用 R 软件进行因子固定效应的方差分析。

表 7-8 中显示了在这次实验中胸部体模曝光的曝光量参数及 DAP。当管电压（kV)从 81kV 提高到 141kV 时，DAP 衰减(10.8~6.6μGy·m²)，管电流(mAs)也随之降低。

根据以上结果，不同观察者从胸部后前位图像上诊断病变时，不同管电压间病变的检出没有明显差异（$P>0.89$）。胸部病变的诊断不会被不同的管电压所影响。比起低管电压(≤109kVp)，高管电压技术(≥125kVp)并未提供更好的病变诊断，但在胸部体模中的剂量较低。此外，这个选择(指高管电压)并没影响对病变的探测能力，符合 ALARA 原则。由此可知，在 CR 系统中，管电压(kVp)的改变没有对同一模型中相似的胸部病变的诊断造成影响。

表 7-8　曝光参数及从胸部体模曝光中取得的 DAP

kV	mAs	DAP(μGy·m^2)
81	4.19	10.8
90	3.11	9.5
109	1.97	8.0
125	1.38	7.1
141	1.2	6.6

众多研究认为,管电压为 90~100kV 时[15,16],成像板拥有更好的噪声特性。Chotas 发现,在 CR 系统中,测量的信噪比(signal-to-noise ratio,SNR)与管电压有关[16]。这个结论来自于观察者对是否存在病变的判断,采用了多阅片多病例分析法。这例子说明即使在低电压中,所有重要特征都能在图像上观察到,而且图像上还包含了所有对放射学家有用的信息。由于本次实验对观察者之间的差异也加以考虑,并且没发现任何重要的技术上的差异,同时实现了高管电压下的体模最低剂量,最终使患者剂量最低,所以这次实验结果很重要。

5.2　患者 VGAS 图像分析中观察者性能研究

所有放射学图像都以 DICOM 格式存储在图像存档与通信系统 (Picture Archiving and Communication System,PACS)中。这种格式包含了所有在质量及数量上所需的信息(标记为 DICOM),也包括了应用在特定图像中的曝光参数和剂量信息。

本例中,从 DR 平片系统 DICOM 文件中随机采集样本,包含 18 名成年患者(10 名男性,8 名女性)。由 5 名有经验的放射学家利用预先建立好的评价量表对图像进行评估[17]。在医院的后处理室进行图像评价,以提供最好的光线环境条件[18]。应用 Phillip Brilliance 190P 屏幕(19 英寸),所有观察者都采用相同的光度、亮度及对比度。观察者可以改变图像的对比度、亮度及图像的缩放。应用 ViewDex(X 线图像的数字评价观察)软件对 18 名成年患者的 36 幅腰椎图像(前后位及侧位)进行评价(图 7-11 和图 7-12)。

在质量评价过程中,观察者应用了 VGA 评分方法。他们把所有图像与参照图像作比较并评价。观察者并不知道任何图像上的曝光参数[19,20]。两幅图像(前后位像和侧位像)在 VGA 中被用作参考图像。按照表 7-9 的结构和标准,将被评价图像的质量与参考图像进行比较。每个体位中,有一个标准参照图像为被评价的图像提供对照。

在正位图像中,应用了 7 条标准;在侧位像中,应用了 5 条标准[20,21]。以上的标准都满足 CEC 指南的要求[5,19]。采用 5 级信度:非常好于(+2);较好于(+1);相同(0);较差于(-1);明显差于(-2)参考图像。对每一幅图像采用可视化等级分析评分(visual grading analysis score,VGAS)来分析 VGA 的结果,包括所有观测者运用的下列公式的观察报告。

$$\text{VGAS} = \frac{\sum\limits_{i=1}^{I}\sum\limits_{s=1}^{S}\sum\limits_{o=1}^{O} Gi,s,o}{I \times S \times O} \tag{7.2}$$

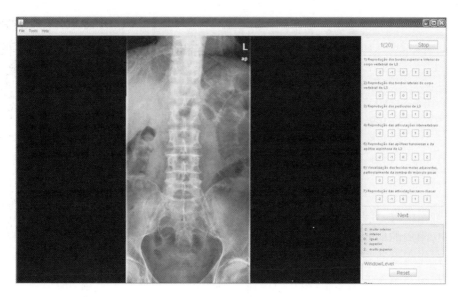

图 7-11　ViewDex 在前后位像中的设置。

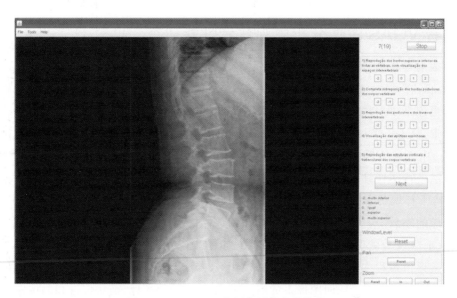

图 7-12　ViewDex 在侧位图像中的设置。

表 7-9　在腰椎 X 线摄影采用 CEC 指南的质量标准

正位摄影	侧位摄影
1. L3 上下板表面再现	1. 椎体上下板表面再现
2. L3 侧面再现	2. 椎体后部完全重叠
3. L3 椎弓根再现	3. 椎弓根和椎间孔再现
4. 椎间关节再现	4. 棘突的可视化
5. L3 横突和棘突再现	5. 骨小梁和骨皮质再现
6. 邻近软组织可视化	
7. 骶髂关节再现	

其中, $G_{i,s,o}$ 是图像 I、设备 S 和观察者 O 的评级(-2、-1、0、+1、+2)。I 为图像的编号(每个体位有 18 幅);S 是结构的编号(前后位像 7 幅,侧位像 5 幅);O 为观察者的编号(此研究中 5 名)[19]。结果储存在文件中,用于进一步统计分析。

为了验证采样自高斯分布的 VGAS 的假设,采用 Kolmogorov-Smirnov 统计学检验。此检验拥有对分布的数据不作任何假设的优点。$P \leqslant 0.05$ 被认为有统计意义。表 7-10 显示前后位和侧位的 ESD 统计(最小值、最大值、第 25 百分位数、第 50 百分位数、第 75 百分位数)。

表 7-10　前后位和侧位摄影中 ESD 的数据(最小值、最大值、百分数值)

	ESD (mGy)			
	前后位		侧位	
最小值	0.61	≤1.06mGy	0.61	≤1.68mGy
第 25 百分位数	0.95		1.26	
第 50 百分位数	1.06		1.68	
第 75 百分位数	1.74	>1.06mGy	2.39	>1.68mGy
最大值	2.65		5.34	

使用表 7-10 的结果,在每个投照部位创建两个对照组,为不同 ESD 水平的 VGAS 提供比较。参考中位数(第 50 百分位数)创建实验组:前后位图像中一组≤1.06mGy、一组>1.06mGy;侧位像中一组≤1.68mGy、一组>1.60mGy。对照组会在 VGAS 分析中提供帮助。

采用 t 检验比较两个实验组 VGAS 的统计学差异,以及分析两组 VGAS 间的数量差异 ($P \leqslant 0.05$ 有统计学意义)。假设样本符合正态分布,这个参数检验用于比较两个不同组的平均数。

最后,在 $P \leqslant 0.05$ 条件下进行单向组间方差分析(analysis of variance,ANOVA),以探究观察者在图像质量上获取的信息(VGAS)。这种参数技术仅在独立变量存在下才能使用。观察者在 VGAS 上获取每幅图像标准的结果见图 7-13,其中含有前后位摄影中的曝光量。图上标注了 VGAS 均值及平均标准误差(±1SE)。

与参考图像比较,对于每幅图像质量标准,所有 VGAS 平均值在 7 个质量标准中都下降。同样的,图像质量下降在 ESD 实验组中也得到了证明。在"≤1.06mGy"组中,所有 VGAS 均值都在-1~0 的范围内。较高的均值在"L3 侧面再现"标准中为-0.378,而较低的均值在"L3 椎弓根的再现"标准中则为-0.778。在">1.06mGy"组中,较高的均值出现在"骶髂关节再现"标准中,为-0.822,较低的分值在"L3 横突与棘突的再现"标准中则为-1.311。在这一标准中有平均得分小于-1 的。虽然按照参考图像标准,这组图像质量明显下降,但其他 6 组的质量标准都在-1~0 之间。

关于每幅侧位摄影图像标准的 VGAS 均值,观察者得出的结果见图 7-14,包括两个实验组。图像标注了 VGAS 均值及平均标准误差(±1SE)。

在"≤1.68mGy"组中,与参考图像相比,所有图像质量标准的 VGAS 均值在 5 个质量标准中图像质量都下降。在实验组中所有 VGAS 均值都在-1~0 之间。较高的均值在"标准骨小

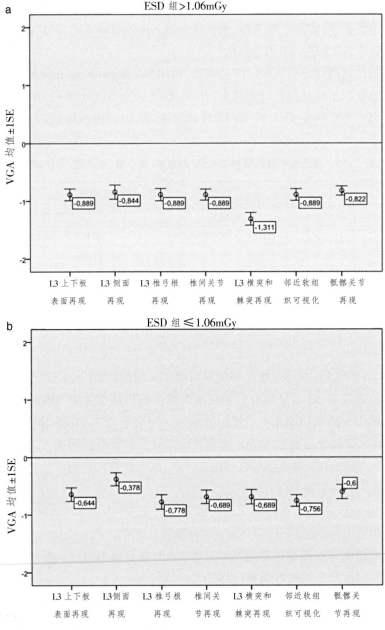

图 7-13 (a,b)两个 ESD 组正位摄影的图像标准及 VGAS 值。

梁和骨皮质再现"中为-0.444,而较低的均值则在标准"椎弓根和椎间孔再现"中为-0.778。在>1.68mGy 组中,较高的 VGAS 均值在标准"骨小梁和骨皮质重现"中为 0.044,而较低的均值在"标准椎弓根和椎间孔再现"中则为-0.467。其他所有 6 个质量标准都在-1~1 之间,证明这组的图像标准与参考图像比较吻合。

观察者运用 VGAS 方法观察诊断质量应着重强调:当与暴露组中的参考图像作比较时,所有图像质量标准的均值在 7 种质量标准中都有所下降。当侧位图像与参考图像作比较时,在"≤1.68mGy"组中每个图像质量准则的 VGAS 均值在 5 种质量标准中图像质量都有下降。

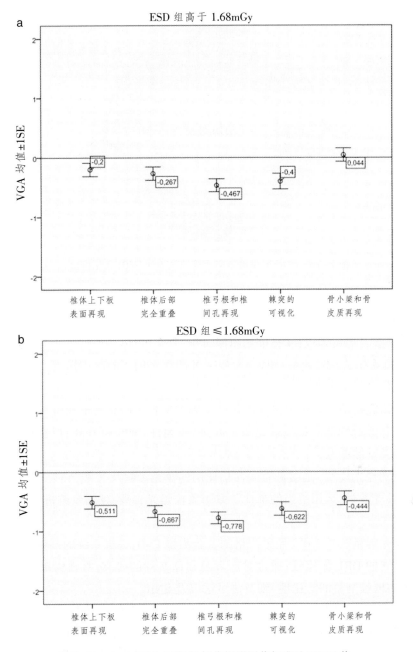

图 7-14 (a,b)两个 ESD 组侧位摄影图像标准及 VGAS 值。

6 数字X线摄影的优化架构

　　临床应用的数字 X 线摄影系统提供了良好的性能,并且能以合理的曝光得到优质图像。这并不一定意味着系统优化能在最低可能的剂量下获取足够的图像质量。假设优化是一个连续的过程,基本步骤就是要求优化能为所有 X 线摄影过程提供更好的性能。基于此,建议建立用于持续改善的数字 X 线摄影优化架构或模型(图 7-15)。

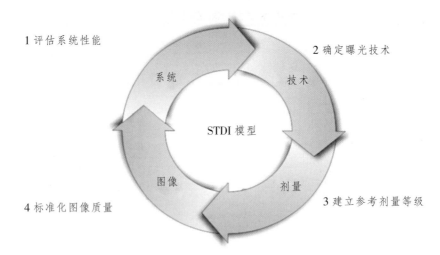

图 7-15 数字 X 线摄影中为持续改善的 STDI 优化模型。

建议的模型基于以下 4 个基本步骤,能连续监控 DR 性能:①评估系统性能;②确定曝光技术;③建立参考剂量等级;④标准化图像质量。

STDI 模型(系统、技术、剂量、图像)为数字 X 线摄影的不断改进提供了概念上的框架[22]。这个模型能提供连续的审查,且能随时间推移改善 X 线摄影过程。这个多因子模型包含了一系列的进程及研究活动。模型中出现的每一步骤均来自于研究结果和研究设计:

·系统:评估系统性能。提供量化测量方法,如 MTF、NPS 和 DQE,以获得对探测器性能的客观测量以及基准参考。

·技术:识别曝光技术。通过调查来评估使用的曝光参数及 X 线摄影技术;获得 PACS 系统的 DICOM 标签数据;运用恰当的统计学方法监控曝光参数;评估及改进曝光曲线;利用模体检测数据。

·剂量:建立剂量参考水平。用最严格的试验测量 ESD;提供系统的剂量等级监控(例如,DAP);与已建立的 DRL 作比较;通过对患者及临床实际的研究,将放射剂量降至尽可能的低;提供客观的依赖剂量的对比度−细节测试法以及 SNR。

·图像:标准化图像质量。施行规律的图像质量审查;放射人员参与的持续改善过程;通过所需的级别创建图像质量的标准带宽;预先使用临床应用的图像模体以及患者图像,以评估和改善图像质量。

尽管 STDI(扫描时间延迟集成)模型是通过量化研究得出的成果,但 STDI 仍需基于合适的方法进一步验证。对 STDI 模型内外的校验应该通过一段时间的操作来提供其在可重复性、重现能力、精确度、稳定性以及线性的有效评估。

这一模型为数字 X 线摄影过程优化提供了建议。其包含了基于 X 线摄影过程中基于 4 个基本步骤用于改善的系统框架。随着该模型的实施,可以实现剂量持续水平的下降以及有合适用途的图像标准质量。

STDI 模型的实施给予我们对数字 X 线摄影系统刮目相看的机会。现已了解有关技术、剂量以及图像质量,但还缺少它们与正在使用或正在研发的数字探测器技术之间的联系。对广谱 X 线摄影系统提出了建议,这样一来,对于特定系统,建议的技术和剂量及其提供的图像质量都不能使人满意。

STDI 模型的实施随时间推移为特定数字系统性能提供了更好的个性,且能为数组患者或临床出现的状况提供足够的技术调整。这将会构成在保持临床要求的图像质量的同时降低患者剂量的基础。

7 小结

以持续改进数字 X 线摄影的建议优化框架为基础,数字 X 线摄影系统领域在实践认知以及建议上将有长足的发展。不久的将来可以期待,所有 X 线摄影系统将会实现数字化。考虑到改进的探测器技术、图像处理、储存以及显示,数字 X 线摄影探测器在不断地发展,新的技术也将被引入临床实践中。因此,本章提出的几条建议为重要的放射学领域内长足持久的发展提供了可行的观察角度和研究机会。

(刘一铭 程阳乐 王 骏 刘小艳 林海霞 周 桔 于长路 王 涛 译)

参考文献

1. Tapiovaara M. Relationships between physical measurements and user evaluation of image quality in medical radiology—a review. In: STUK—radiation and nuclear safety authority. STUK A-219, Helsinki. Available at http://www.stuk.fi/julkaisut/stuk-a/stuk-a219.pdf (2006).
2. Samei E. Performance of digital radiographic detectors: quantification and assessment methods. In: Samei E, Flynn MJ, editors. Syllabus: advances in digital radiography—categorical course in diagnostic radiology physics. Oak Brook, IL: Radiological Society of North America; 2003. p. 37–47.
3. International Electrotechnical Commission. Medical electrical equipment—characteristics of digital X-ray imaging devices. Part 1: Determination of the detective quantum efficiency. In: International Standard IEC62220-1, Geneva; 2003.
4. Lança L, Silva A, Alves E, Serranheira F, Correia M. Evaluation of exposure parameters in plain radiography: a comparative study with European guidelines. Radiat Prot Dosimetry. 2008;129:316–20.
5. Commission of the European Communities. European guidelines on quality criteria for diagnostic radiographic images. EUR 16260. Available at ftp://ftp.cordis.europa.eu/pub/fp5-euratom/docs/eur16260.pdf (1996).
6. Busch HP. Image quality and dose management for digital radiography—final report. In: DIMOND, 3rd ed. European Commission. Available at http://www.dimond3.org/European (2004).
7. Kohn ML, Gooch Jr AW, Keller WS. Filters for radiation reduction: a comparison. Radiology. 1988;167:255–7.
8. Hamer OW, Sirlin CB, Strotzer M, Borisch I, Zorger N, Feuerbach S, Völk M. Chest radiography with a flat-panel detector: image quality with dose reduction after copper filtration. Radiology. 2005;237:691–700.
9. Willis CE. Strategies for dose reduction in ordinary radiographic examinations using CR and DR. Pediatr Radiol. 2004;34:S196–200.
10. International Commission on Radiological Protection. Managing patient dose in digital radiology. ICRP Publication 93. Annals of the ICRP 34; 2004.
11. Schaetzing R. Management of paediatric radiation dose using Agfa computed radiography. Pediatr Radiol. 2004;34:S207–14.
12. Börjesson S, Håkansson M, Båth M, Kheddache S, Svensson S, Tingberg A, Grahn A, Ruschin M, Hemda B, Mattsson S, Månsson LG. A software tool for increased efficiency in observer performance studies in radiology. Radiat Prot Dosimetry. 2005;114:45–52.

13. Metz CE, Pan X. Proper binormal ROC curves: theory and maximum-likelihood estimation. J Math Psychol. 1999;43:1–33.

14. Metz CE, Herman BA, Shen JH. Maximum likelihood estimation of receiver operating characteristic (roc) curves from continuously-distributed data. Stat Med. 1998;17:1033–53.

15. Tylen U. Stimulable phosphor plates in chest radiology. Eur Radiol. 1998;7:S83–6.

16. Chotas HG, Floyd CE, Dobbins JT, Ravin CE. Digital chest radiography with photostimulable storage phosphors: signal to noise ratio as a function of kilovoltage with matched exposure risk. Radiology. 1993;189(2):289–90.

17. Bacher K. Evaluation of image quality and patient radiation dose in digital radiology [doctoral dissertation]. Universiteit Gent, Faculty of Medicine and Health Sciences; 2006. Available from: https://biblio.ugent.be/input?func=downloadFile&fileOId=490429

18. Herrmann A, Bonél H, Stäbler A, Kulinna C, Glaser C, Holzknecht N, Geiger B, Schätzl M, Reiser F. Chest imaging with flat-panel detector at low and standard doses: comparison with storage phosphor technology in normal patients. Eur Radiol. 2002;12(2):385–90 [Epub 2001 Nov 13].

19. Tingberg A, Herrmann C, Lanhede B, Almén A, Sandborg M, McVey G, Mattsson S, Panzer W, Besjakov J, Månsson LG, Kheddache S, Carlsson GA, Dance DR, Tylén U, Zankl M. Influence of the characteristic curve on the clinical image quality of lumbar spine and chest radiographs. Br J Radiol. 2004;77:204–15.

20. Almen A, Tingberg A, Mattson S, Besjakov J, Kheddache S, Lanhede B, Mansson LG, Zankl M. The influence of different technique factors on image quality of lumbar spine radiographs as evaluated by established CEC image criteria. Br J Radiol. 2000;73:1192–9.

21. Niemann T, Reisinger C, Ruiz-Lopez L, Bongartz G. Image quality in conventional lumbar spine radiography: evaluation using the post-processing tool Diamond View. Eur J Radiol. 2008;70:357–61.

22. Lança L. Radiological imaging in digital systems: the effect of exposure parameters in diagnostic quality and patient dose [doctoral dissertation]. Aveiro University; 2011.

第 8 章

数字 X 线摄影图像增强

摘 要

一旦进入数字模式,一幅 X 线摄影图像可以用几种方式处理,以便调节可视度,提高诊断价值。从业者应当意识到,依赖各个临床环境,数字图像处理技术有助于直观显示图像信息,实际上,也就是未经曝光的数字 X 线图像本身所包含的信息,可能恰恰被忽略了。视觉增强程序的范围包涵了一个简单的技术,即对常规的亮度和对比度的调节以达到更为精细的多尺度处理,可自定义与更精细的解剖细节相关联的重点。

本章旨在让读者有效地理解影像增强技术,这可能有助于提高数字 X 线图像的显示质量,从而产生更加可靠和明确的诊断报告。

关键词

X 线摄影;图像增强;诊断价值;数字图像处理;数字 X 线图像;显示增强;亮度;对比度;解剖细节;报告;可靠性

1 引言

一个简短的历史题外话告诉我们, 医学图像增强的历史几乎和放射学本身一样悠久[1]。第一个看到胸部 X 线图像的人 Francis Williams 说,自 1895 年伦琴发现 X 线以后,寻求改善医学图像可视化即图像增强就开始了, 并且医学 X 线摄影是当时医学领域里最常使用的医学技术[1]。图像增强技术的发展速度在学术界和工业界的带动下快速上升,到 20 世纪 20 年代末,放射成像链的主要组成部分已经建立,增强技术一直沿用至今。增感屏、防散射滤线栅和 X 线对比剂等均是针对提高 X 线摄影图像视觉质量的范例。

图像处理是完全集中于屏–片系统优化的一个模拟物理任务, 基于一个隐含的假设,即人类视觉系统将永远是图像质量的最终评判。X 线摄影正在进行的数字化进程利用并大大改变了这种现状。时下,成像链中从获得图像到可视化,以数字化任务为主。此外,有关图像不是作为被动的视觉对象而是作为信息载体的概念已经深入人心。当前的计算能力可以完成比传统的图像增强技术更复杂的任务。人们对计算放射学领域的兴趣日增,复杂的算法被用于从放射学资料库中提取定量和最终的语义信息。

尽管拥有如此强大的计算能力,在常规实践中,数字图像处理主要表现为图像增强,因为放射师的初衷就是提供最佳的图像诊断。熟练精确的摄影操作产生的图像视觉内容可能是一个改善图像诊断的方法。从业者应意识到,在临床诊断中数字图像处理技术能揭开一些隐藏的视觉信息,事实上,没有经过数字视觉增强程序处理的裸数字 X 线图像,可能会忽视掉一部分视觉信息。视觉增强程序包括从处理常见的亮度和对比度等简单的技术到更复杂的多尺度处理等,以便更为突出地显示细微的解剖细节。

追求图像质量的过程可能跨越整个 X 线摄影过程的几个阶段,从早期阶段的图像采集开始,到最终的显示工作站的图像阅读。然而很常见的是,在整个成像链中有时存在相互矛盾的物理因素,如对比度、亮度、锐利度和噪声。

在适当的采集工作站进行的早期图像处理,主要寻求探测器采集的原始数据和像素值矩阵的最佳匹配,这种矩阵将被组装进与医学数字成像与通信(Digital Imaging and Communications in Medicine,DICOM)相互兼容的图像文件中。在审核工作站中,通常进一步自定义图像增强的含义。为了提高阅读效果,采用制造商提供的以医学解剖学为导向的专有应用程序。这些技术通常被指定作为后期处理,因为它们可调解 DICOM 对象文件,并在软拷贝工作站补偿图像。初级加工和后处理之间的这种划分基本上是由成像工作流程来确定的,而不是由图像增强技术的基本概念来确定的。本章中我们不遵循这个工作流驱动的分类。相反,我们将增强方法主要分为两大类:综合空间独立法和滤波方法,而不考虑其空间域或频域的实现。

2　综合空间独立法

通过灰阶输出关系的一个灰阶可以简单地阐明所有的方法。重要的是像素的原始灰阶和转换规则,不是特定像素的位置。

2.1　特性曲线调制

传感器的原始数据和像素值之间的第 1 幅图像是由所谓的典型曲线确定的。无论采用传感器的性质有多么不同,在通常的和抽象的情况下强度关系转换可以通过下式描述:$s=T(r)$,其中 r 是输入元素的灰阶范围,s 是输出元素的灰阶范围,而 T 是变换规则。

图 8-1 描述了能阐明一些基本转换作用的假设通用转换曲线。可以看出,无论曲线斜率或增量比率为多少,$\triangle s/\triangle r>1$,只要有一个发生正偏移,基本曲线就会出现对比度增强和亮度增益。显然,在每个阅片工作站是用有限范围的灰阶强加限制这种类型的强度变换。

图 8-2 显示了在 256 个灰阶范围内,一些简单数学模型转换的范例。

·负转换　$s=r_{max}-r$

简单地计算、显示所述图像的余角,通常被认为是图像的负片,有时也能改善视觉效果。

·对数变换　$s=c\ \log(1+r)$

在低灰阶水平下,对数变换在处理宽动态范围的图像时,可通过改进对比度充分展示需要的解剖细节。在较小灰阶范围内,参数 c 控制对比度的改善。

·γ(幂律)转换 $s=cr^{\gamma}$

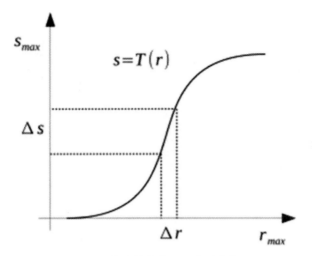

图 8-1　灰阶转换的通用典型曲线。

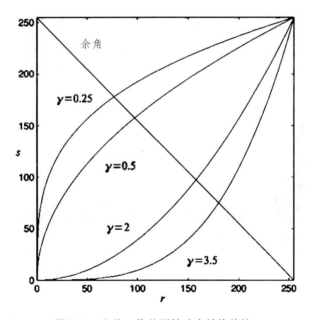

图 8-2　几种 γ 值的原始功率转换特性。

　　幂律或 γ 校正图像提供一种更实用、更多样的转化。如图 8-2 所示,使 γ<1 或 γ>1 时都可以通过调节对比度实现从低到高的灰阶范围的变化。

　　图 8-3 和图 8-4 是视觉结果。追求每个转换的适当性要紧密结合阅读目的。本文提供的实例仅用作例证。

　　·分段线性转换

　　这些光滑、非线性数学模型可以由分段线性传输典型曲线来代替。为了提高对比度,那些更灵活和更好地适应灰阶的特定范围必须被重新作图。如图 8-5 所示,分段线性贯穿灰阶细小范围,以强调各个解剖部位的应用。

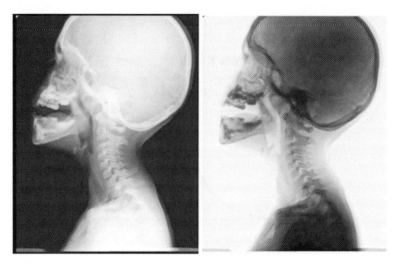

图 8-3　通过灰阶互补实现图像反转。

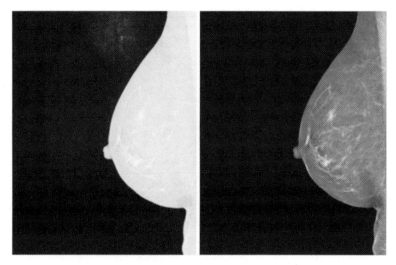

图 8-4　从左至右 γ=4 时的 γ 校正。

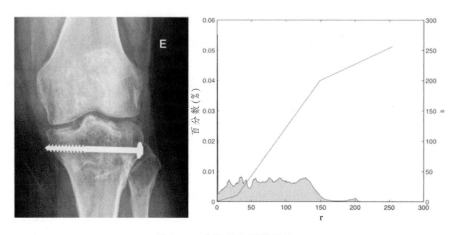

图 8-5　分段线性增强转换。

·窗口

当灰阶的特定子集映射到各种可用输出,许多特定、常用的版本会有分段线性转换的情况发生。通常可通过窗位和窗宽这两个参数来形容这种类型的转换。窗位对应于输入的子集中位数,窗宽自然是包含子集组成的级别数量。图形的宽度与描述的特性曲线的斜率相关,所以图形较大的斜率意味着更小的灰阶范围和更强的对比度。移动窗位会影响图像的整体亮度。

众所周知,在断层放射学中窗位影响很大。例如,采用计算机断层扫描时解剖的内在对比非常好区别,所以允许有效的灰阶窗口映射到不同类型的组织上。然而,在 X 线摄影中,我们仍然可以从轻微组织重叠窗口技术中了解到更多,如图 8-6 所示。

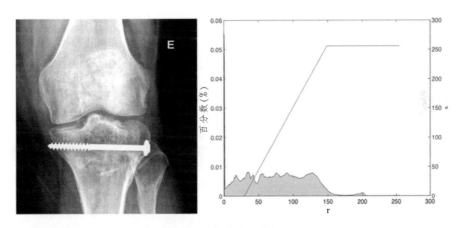

图 8-6　灰阶窗口增强。

所有这些灰阶转换技术都是为了实时改善显示器上的图像视觉效果,因此大多数转变在软拷贝上进行。图像左边的像素值被原封不动地作为实际转换应用于查找表(lookup table,LUT)的显示水平,由硬件驱动并确保图像适时增强。

2.2　直方图

强度直方图是一种有价值的综合图像描述器。它可直观显示有效色调图像的动态范围。它也可作为一个基本概率描述器,是许多统计定量分析的基础。

必须提及的是,在探究基于直方图的增强方法之前,利用视觉的相互作用结合直方图的简单形状,之前的所有灰阶转换技术更加有效。例如,如果根据先前的知识依据直方图提供的强度分布确定,分段线性变换有更好的适应性。

2.3　直方图修正

对于 1 幅特定部位的解剖图像,人们往往凭直觉观看直方图,并推断属于哪一类对比特性。对于群集的直方图,对比度往往在一个以上群集的相关区域比较明显,但通常群集内的对比度将显著受损。对于无模式直方图,全动态范围内具有显著特点值,整幅图像都具有良好的局部对比。因而,修改图像(或区域)直方图则表示该像素值可能被重新计算,对比度会发生显著改变。在下面的理论中引入基于概率框架系统直方图修改技术。

考虑到标准直方图,我们可以估算密度概率函数,在离散的情况下灰阶 r_k 的概率计算公式为:

$$P_r(r_k) = \frac{n_k}{MN}, k=0, 1, \cdots\cdots, r_{max} \tag{8.1}$$

其中,n_k 是像素灰阶 r_k 的数量,而 MN 是图像矩阵的大小或像素的总数。任何形式的直方图修正仍需要找到 $S_k=T(r_k)$ 的转变。不涉及正式细节的情况下,这一转变将需要进行灰阶范围内单调增加,以确保没有因为强度逆转而产生伪影。众所周知,选择变换基于基础直方图的累积分布函数,会导致输出离散的直方图接近于均匀或均衡的概率函数。每个输入灰阶 r_k 是根据以下公式变换而来的。

$$s_\kappa = r_{\max} \sum_{j=0}^{\kappa} p_r(r_j) = \frac{r_{\max}}{MN} \sum_{j=0}^{\kappa} n_j, \quad \kappa = 0, 1, \ldots, r_{\max} \tag{8.2}$$

为了产生有效的灰阶,所得到的 S_k 值必须求得其最近的整数值。这意味着在离散的情况下完美均衡不可能实现。尽管如此,所得到的直方图会在多个灰阶与强烈对比度的范围内分散,如图 8-7 和图 8-8 所示。

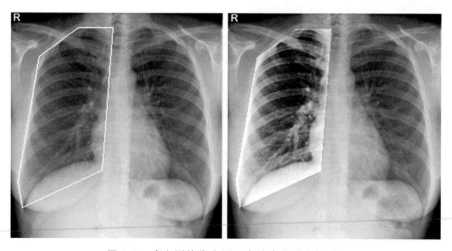

图 8-7 直方图均衡应用于右肺多边形兴趣区。

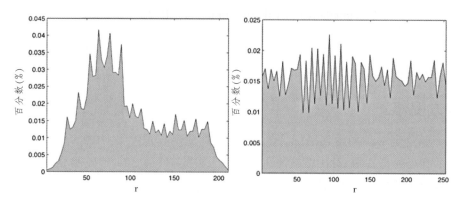

图 8-8 左图:多边形兴趣区的原始直方图;右图:离散变换规则下的均衡直方图。

转化函数在其他的输出概率情况下也是适用的,当然,输出直方图的形状也可以满足最适宜的对比度增强,灰阶特定子集在变换规则的情况下也是适用的。这些综合、通用的直方图修正技术通常称为直方图匹配,因为其目的是尽可能得到预期的输出直方图轮廓[2]。

2.4　自适应直方图

如果区域直方图文件有显著相似程度,那么综合直方图处理表现相对较好。当图像包含的区域亮度接近动态范围的末端,综合直方图处理就不是那么有效。此外,事实上,很容易在 X 线图像上产生伪影和噪声放大。

简单的均衡不允许任何类型的对比度增强的局部控制,所以在局部灰阶差异方面能有效地达到意想不到的、不一致的增强效果。为解决这些问题,许多作者提出了一些适应计划[3-5]。其主要思想是让直方图均衡化在一个合适数量的图像块或图像板的情况下进行,同时也引入 1 个对比限制的方案。这种方法通常被称为有限对比的自适应直方图均衡化(con-trast-limited adaptive histogram equalization,CLAHE)。应用到每个像素的转换函数仍然是基于前面提到的均衡原则,但如今仅限于直方图图像块或相邻区域。每个相邻区域的大小自然是一个主要的控制参数,影响着整体对比的改进。计算时间与产生图像矩阵的大小与该区域矩阵大小成正比,所以对于大的图像和相邻区域它可能不现实。基于采样和内插方案提出了许多加速方法。根据 Pizer,在图像上定义采样点的栅格。在图像上下相关区域对每个采样点的灰阶变换进行计算。每个像素在相应的图像灰度值通过使用 4 个相邻样本点双线性内插将其重新组图。

通常采样距离等于或一半于相邻区域线性尺寸。如果按照之前的设置,那么将会有一个类似马赛克的覆盖面出现;而在后者,则出现重叠的相邻区域。不管哪种情况,最终每个像素的组图受区域空间影响,事实上,这是与 4 个内插样本点有关的上下相关区域所致。此有效相邻区域的显示大小与基本尺寸和所选择的采样距离有关。宽范围的医学图像实验表明,有效相邻区域的面积应小于图像面积的 16~64 倍。很多时候小尺寸也是足够的,小尺寸也能显示感兴趣的特性。

这种适应方案本身并不总是防止噪声放大或过度对比放大。观察者研究显示,至少认真阅读就不会产生这种类型的副作用。在相对光滑的区域内为了避免噪声放大,已采用某种对比限制。从图 8-9 可以推断对比增强可能是用变换函数的斜率作为定量表达,在本例中,恰好是一个累积分布函数(cumulative distribution function,CDF)。

由于 CDF 的导数本身是连续的直方图,区域 A 的有效相邻区域内的增强可简单表示为:

$$\frac{\mathrm{d}T}{\mathrm{d}r} = \frac{r_{\max}}{A} n_r \tag{8.3}$$

因此,限制斜率相当于限制相邻直方图 n_γ 的高度。在实践中,这意味着限制没用的计数,通常必须由实验的支持来定义。为了保存直方图作为概率估计器,所有标准化计数必须保持统一。通过保留没用计数,过多的计数能够得到重新分布。常见的方法是使这种再分布也能均衡,如图 8-10 所示。

很明显,图 8-11 的乳腺图像中,对于集群灰阶分布的大动态范围图像,通过直方图均衡

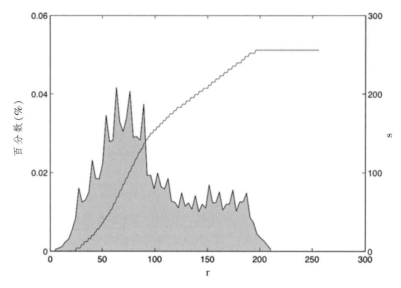

图 8-9　累积分布函数与直方图之间的关系。

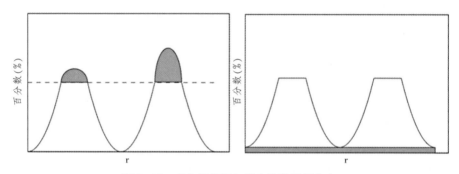

图 8-10　直方图剪切与剩余计数重新分布。

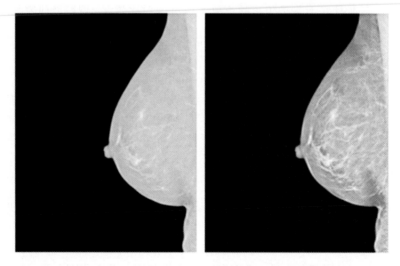

图 8-11　自适应直方图均衡。右图为原始乳腺 X 线摄影图像,左图为 CLAHE 处理后的图像。

化视觉显著增强。如预期所料,自适应版本允许局部控制重组灰阶图像,因此噪声和伪影更有可能保持在可接受的范围内。

3 滤波方法

滤波是频域中与信号处理相关的传统概念。傅立叶转换提供在空间(时间)或频域信号互换的分析法。图像的频率形成具有直接感知的影响,例如,平滑度或锐利度的改变可被分别认为是低通或高通滤波的视觉效果。一些不相关的更细微的细节以及噪声在平滑时不易察觉;相反,增加锐利度,提高界面能见度,微小物体即使在多噪声的情况下可以更好地感知。

线性系统理论加强了两个域之间的连接。众所周知,在频域中简单的代数滤波程序由傅立叶转换成空间卷积或相关操作。大多数时候,在空间域中介绍图像滤波的主旨更简单、更深刻。依据滑动窗口并使计算涉及窗口覆盖的像素值完成实际滤波。为了获取像素值,涉及邻近区域。在这个意义上,前面描述的简单强化处理,与这有根本的区别。所以有必要定义一个邻近覆盖面及其计算程序。如果计算是线性的、空间不变,那么带有滤波器 h 的滤波图像 $f(n,m)$ 的结果是在空间域中汇总而获得的一个图像 $g(n,m)$:

$$g(n,m) = \sum_{r=-a}^{a} \sum_{c=-b}^{b} h(r,c)f(n+r,m+c) \tag{8.4}$$

考虑实际原因,空间坐标是整数值,过滤罩的宽度和长度都为奇数。限制在 $(2a+1)\times(2b+1)$ 矩阵的滤波函数通常被当作过滤罩或过滤内核。显然,滤波内核的数值会影响滤波处理。

在描述滤波本质之前,有必要认识到如何在上述求和过程中进行简单的扩展,例如,用 3×3 的内核是:

$$g(n,m) = h(-1,-1)f(n-1,m-1) + h(-1,0)f(n-1,m) + \dots$$
$$+ h(0,0)f(n,m) + \dots + h(1,1)f(n+1,m+1) \tag{8.5}$$

所以,我们会得到一个输出值,它实际上是像素的一个加权之和,被覆盖屏蔽后的权重,其中 $h_{r,c}$ 表示滤波系数。注意,中央系数是完全对齐于位置的像素 (n,m)。我们仍然可以重新排列索引和 $g(n,m)$ 的向量表示法:

$$g(n,m) = \sum_{k=1}^{K} h_k f_k = \mathbf{h}^{\mathbf{T}}\mathbf{f} \tag{8.6}$$

其中 $k=(2a+1)\times(2b+1)$。

图 8-12、图 8-13 和图 8-14 说明了空间滤波过程的力学原理。注意,有必要用零填充处理边界计算,还要满足每一个图像像素通过各滤波系数重叠的要求。事实上,图 8-12 中图像矩阵范例被当作离散的函数,用以区分卷积和相关的操作。

线性系统理论告诉我们,滤波输出的 Δ 运算是过滤函数本身。当确定一个滤波时,我们实际做的是定义它的脉冲响应。注意,如图 8-14 所示,为了使获得输出值等同于滤波函数本身的数值,其滑动过程必须在垂直和水平方向进行。这意味着,卷积求和应该更严格地表示为:

$$g(n,m) = \sum_{r=-a}^{a} \sum_{c=-b}^{b} h(r,c)f(n-r,m-c) \tag{8.7}$$

```
     f(n,m)              h(r,c)      0 0 0 0 0 0 0 0 0
0  0  0  0          1   0  -1        0 0 0 0 0 0 0 0 0
0  0  0  0          2   1  -2        0 0 0 0 0 0 0 0 0
0  0  1  0  0       3   0  -3        0 0 0 0 0 0 0 0 0
0  0  0  0  0                        0 0 0 0 1 0 0 0 0
0  0  0  0  0                        0 0 0 0 0 0 0 0 0
                                     0 0 0 0 0 0 0 0 0
            原始图像和滤波核            0 0 0 0 0 0 0 0 0
                                     0 0 0 0 0 0 0 0 0

                                           填充 f
```

图 8-12　线性空间滤波。为适合滤波核所有像素的位置,图像 f 需零填充。

```
1  0  -1  0  0  0  0  0  0       0  0  0  0  0  0  0  0  0
2  1  -2  0  0  0  0  0  0       0  0  0  0  0  0  0  0  0
3  0  -3  0  0  0  0  0  0       0  0  0  -3  0  3  0  0  0
0  0   0  0  0  0  0  0  0       0  0  0  -2  1  2  0  0  0
0  0   0  0  1  0  0  0  0       0  0  0  -1  0  1  0  0  0
0  0   0  0  0  0  0  0  0       0  0  0   0  0  0  0  0  0
0  0   0  0  0  0  0  0  0       0  0  0   0  0  0  0  0  0
0  0   0  0  0  0  0  0  0       0  0  0   0  0  0  0  0  0
0  0   0  0  0  0  0  0  0       0  0  0   0  0  0  0  0  0

    滤波核的开始位置                      相关输出
```

图 8-13　作为空间相关的滤波。右图中输出常取代阴影中心部分。

```
1  0  -1  0  0  0  0  0  0       0  0  0  0  0  0  0  0  0
2  1  -2  0  0  0  0  0  0       0  0  0  0  0  0  0  0  0
3  0  -3  0  0  0  0  0  0       0  0  0  0  0  0  0  0  0
0  0   0  0  0  0  0  0  0       0  0  0  1  0  -1  0  0  0
0  0   0  0  1  0  0  0  0       0  0  0  2  1  -2  0  0  0
0  0   0  0  0  0  0  0  0       0  0  0  3  0  -3  0  0  0
0  0   0  0  0  0  0  0  0       0  0  0  0  0   0  0  0  0
0  0   0  0  0  0  0  0  0       0  0  0  0  0   0  0  0  0
0  0   0  0  0  0  0  0  0       0  0  0  0  0   0  0  0  0

    滤波核的开始位置                      卷积输出
```

图 8-14　卷积滤波。右图中输出常取代阴影中心部分。

　　在实践中,与以前的以学术导向的例子不同,这往往被忽视,因为滤波罩在二维中是对称的。空间滤波法的优点之一是它不仅仅是线性处理。在下面的章节中,可以看到屏蔽处理概念扩展为范例来为顺序滤波及其非线性本质的形态滤波定等级。

3.1　线性平滑滤波

平滑滤波在 X 线摄影成像中起重要作用，因为它们无缝集成在重要且随时可用的增强程序上。通过低通滤波初级降噪可直接应用，但整合在更复杂的增强技术中的平滑滤波，才是本节要讲的内容。

算术平均是数据平滑的基本形式，反映了直接和直观的滤波屏蔽的执行情况。如果给定了屏蔽图像中心像素，那么整个屏蔽图像所有像素的平均值可以用下面公式简单计算：

$$g(n,m) = \frac{1}{K} \sum_{k=1}^{K} f_k \tag{8.8}$$

这是相同的具有一个以上的屏蔽矩阵，更精确地是一个 3×3 的算术平均滤波所具有的常数。

$$h = \frac{1}{9} \times \begin{array}{|c|c|c|} \hline 1 & 1 & 1 \\ \hline 1 & 1 & 1 \\ \hline 1 & 1 & 1 \\ \hline \end{array}$$

标准化常数为一系列系数设置一单位平均值。当所有系数都相等时，这些滤波有时表示箱滤波。有时会牺牲某些数据得到更重要的一些像素。换句话说，滤波屏蔽中不同的像素位置有不同的权重，具体如下：

$$h = \frac{1}{16} \times \begin{array}{|c|c|c|} \hline 1 & 2 & 1 \\ \hline 2 & 4 & 2 \\ \hline 1 & 2 & 1 \\ \hline \end{array}$$

这个想法是依据每个像素与中央像素的距离对其进行加权，所以我们试图微调它的模糊效果。当然还有比算术更有趣的平滑内核。一个常见的屏蔽是通过离散化的高斯内核衍生出的：

$$h(x,y) = e^{(x^2+y^2)/2\sigma^2} \tag{8.9}$$

对于 5×5 的屏蔽，当 σ=1.5 时，结果会忽略边缘错误：

$$h = \begin{array}{|c|c|c|c|c|} \hline 0.0144 & 0.0281 & 0.0351 & 0.0281 & 0.0144 \\ \hline 0.0281 & 0.0547 & 0.0683 & 0.0547 & 0.0281 \\ \hline 0.0351 & 0.0683 & 0.0853 & 0.0683 & 0.0351 \\ \hline 0.0281 & 0.0547 & 0.0683 & 0.0547 & 0.0281 \\ \hline \end{array}$$

当分析模糊影响时，不论从直觉上还是实验上都很容易证实核大小是重要参数。高斯核的尺寸和标准偏差都影响滤波结果。图像细节大小和核的大小相近，导致与背景混淆，很难被发现。核大小会增加模糊效应，以致于图像基本上会显示它的大结构成分。多尺度处理经常取决于连续的高斯平滑处理来分解，而这种处理不断增加核的大小。所以对低通过核的兴趣远不止简单的降噪处理。

3.2　线性锐化滤波

与对比增强一样，图像锐化大概是最常使用的后处理技术。使用的原则是强化强度转换以及突出区域边界。如果平滑滤波使用总数加权来实施，那么锐化滤波是基于不同位置的加权,或者更正式地讲是强度导数。提高强度差异是边缘检测的第一步,所以许多涉及边缘检测的图像分析的算法整合了某种锐化屏蔽。然而,提高边缘滤波的直接结果很少用于 X 线摄影的可视化目的。使得锐化过滤有意义的是与原始图像结合能够产生细节可视化的清晰显示。在叙述这些结合之前,我们需要介绍一些基本的微分算子和它们的离散实现。

梯度提供各种位置幅度和方向的定量测量,它具有与部分导数相关的矢量实质。

$$\nabla f(x,y) = \left(\frac{\partial f}{\partial x}, \frac{\partial f}{\partial y}\right) = (g_x, g_y) \tag{8.10}$$

$$|\nabla f(x,y)| = \sqrt{g_x^2 + g_y^2}, \quad \phi = \tan^{-1}\frac{g_y}{g_x} \tag{8.11}$$

有时为了计算效率,梯度值近似为:

$$|\nabla f(x,y)| \approx |g_x| + |g_y| \tag{8.12}$$

有些离散近似于数字化评估梯度。Sobel 屏蔽是最著名的因子,提供水平和垂直导数的快速评价。

$$h_x = \begin{array}{|c|c|c|} \hline -1 & 0 & 1 \\ \hline -2 & 0 & 2 \\ \hline -1 & 0 & 1 \\ \hline \end{array}, \quad h_y = \begin{array}{|c|c|c|} \hline -1 & -2 & -1 \\ \hline 0 & 0 & 0 \\ \hline 1 & 2 & 1 \\ \hline \end{array}$$

在实际情况下,梯度值在位置 (n,m) 处的水平成分是基于前面和后面柱状加权总和的差异来估计的, 而垂直成分一般是被前面及后面线状加权总和的差异来给出的。值得注意的是,在屏蔽完全平坦的区域导数值应为 0,所以滤波系数的总和也为 0。图 8-15 显示的是胸部 X 线图像 Sobel 滤波后的边缘增强效应。

二阶微分算子也应整合在图像增强程序中。在这种情况下使用最频繁的是 Laplacian 算子:

$$\nabla^2 f(x,y) = \frac{\partial^2 f}{\partial x^2} + \frac{\partial^2 f}{\partial y^2} \tag{8.13}$$

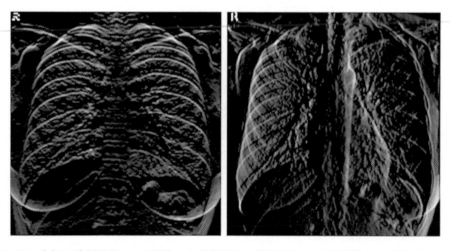

图 8-15　胸部 X 线摄影的 Sobel 滤波。左图使用水平屏蔽滤波 h_x,而右图使用垂直屏蔽滤波 h_y。

可推导出下面的离散公式：

$$\nabla^2 f(n,m) = f(n+1,m) + f(n-1,m) + f(n,m+1) \\ + f(n,m-1) - 4f(n,m)$$

(8.14)

Laplacian 滤波实现是基于先前的公式或下面屏蔽的自然差异：

0	-1	0		0	1	0
-1	4	-1		1	-4	1
0	-1	0		0	1	0

上图中右边的屏蔽与左边的对称。考虑到对角成分的影响,我们可以引入一个微小的差异。

1	1	1		-1	-1	-1
1	-8	1		-1	8	-1
1	1	1		-1	-1	-1

与基于梯度的因子相反,Laplacian 屏蔽是循环不变的或者各向同性的滤波。在图 8-16 中,我们可以再次观察到滤波的不同表现,界面的增强效应得到强化,且强度缓慢变化的区域几乎消失。

3.3　组成的空间增强

单个的低通或者高通滤波在 X 线摄影图像增强中很少使用。简单的技术组合很有可能产生更具视觉吸引力的图像。真正能提高图像视觉质量的锐化效果可能是通过在原图像的基础上叠加一个高通滤波来产生的。这种高通滤波可能与 Laplacian 滤波相符,或者作为原图像与模糊图像之间的差异来获取。在后一种情况下,增强技术更多地被称之为非锐化屏蔽。事实上,这种技术在工业印刷上已成功应用很长时间,自然在数字成像中也是有效的。所以在前一种情况下我们可以简单得到：

$$g(x,y) = f(x,y) + c[\nabla^2 f(x,y)]$$

(8.15)

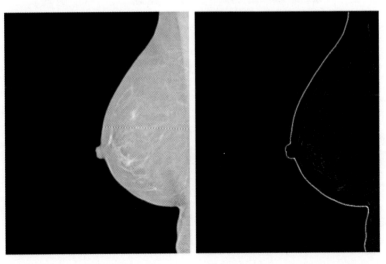

图 8-16　Laplacian 滤波。Laplacian 滤波的各向同性保证了任何方向的边缘增强效果。

如果 Laplacian 屏蔽的中心系数为正或接近-1 的话，c 值会无限接近 1。

图 8-17 显示了将 Laplacian 滤波和原图像结合起来获得的增强程度。在非锐化屏蔽的情况下，此过程通常描述为：

$$g(x,y) = f(x,y) + cM(x,y) \tag{8.16}$$

其中，$M(x,y)$ 指通过不同的 $f(x,y)-f_B(x,y)$ 差值而获取的屏蔽。非锐化指模糊或者平滑成分 $f_B(x,y)$ 决定视觉质量的改善。如前所述，高斯平滑中的核大小和(或)高斯标准差，以及比例因子 c 都是必须平衡的关键参数，这是为了提高视觉质量而不增加噪声效应，或者最糟糕的情况下不增加伪影(图 8-18)[6,7]。

如果 H_L 是低通滤波的频率响应，那么很容易证实非锐化滤波的实际频率响应 H_s 由下列公式给出：

$$H_S = 1 + c(1 - H_L) \tag{8.17}$$

假定滤波频率在二维频率空间里是各向同性的，所以可以使用一个标准化的绝对频率范围。

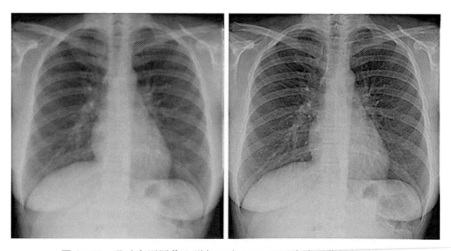

图 8-17 通过在原图像上增加一个 Laplacian 滤波而获得的增强。

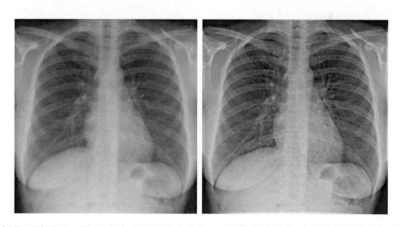

图 8-18 非锐化屏蔽增强。低通滤波是通过核大小为 11 的高斯滤波和 3 个像素单位的标准差来完成的。

图 8-19 显示的是假定在一个理论频率为 10 像素/毫米的样本下,高斯模糊滤波的频率响应。在这种情况下,很明显比核大小更重要的是标准差参数的影响。如果选择适度的标准差,可以达到高频增强;否则就有出现对比改变的风险或者过度的动态范围压缩。

数字 X 线摄影装备制造商提供图像增强,通过选择核的大小定制的非锐化屏蔽,甚至是根据原数据制定缩放系数,所以整个过程可以用下列公式描述:

$$g(x,y) = f(x,y) + c(f(x,y)) \cdot M(x,y) \tag{8.18}$$

应注意到 $c(x,y)$ 可能在原图像上有非线性的表现。

3.4　形态对比增强

按照在原图像上叠加改进的高频增强的原则，我们可以在数学形态概念的基础上采用非线性滤波的方法得到一个相似的非锐化屏蔽。数学形态是一个整体概念,是处理几何学结构的技术。它基于集理论,由于 Serra 影响深远的成果,该技术已经被广泛地应用于目标物体的锐化特性的图像处理[8]。理论和实际应用起初是致力于二进制图像,但不久基本因子就被扩展到灰阶领域。

数学形态基本因子具有损害性和扩张性，通过使用一张被称之为结构元素的特定锐化物质测试图像而完成的。这些操作的结果取决于结构元件是如何"迎合"或者"漏掉"可能存在于图像中的相关成分。结构元素经常被定义为一个圆盘、一个长方形、一条直线或者许多其他元素锐化中的一种。就集理论而言,具有结构元素 B 的图像 A 的受损被定义为:

$$A \ominus B = \{p : B_p \subset A\} \tag{8.19}$$

其中,B_p 是结构元件矢量 p 的转换。结构元素完全包含在原图突出位置时,受损图像的突出部分就是由所有指向 p 的矢量构成的。

扩张是受损的双向因子,可以用下列公式定义:

$$A \oplus B = \bigcup_{a \in A} B_a \tag{8.20}$$

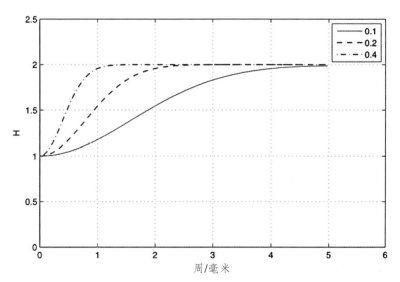

图 8-19　在 $c=1$ 的情况下利用不同的低通过高斯核的非锐化屏蔽的频率响应。

所以一张放大图像的突出部分是由所有转换过的结构元素组成的。与这两个基本因子相关的有另一对因子,在形态学处理方面起重要作用。这种开放因子是图像膨胀后的腐蚀。而关闭因子是图像腐蚀后的膨胀。

$$A \circ B = (A \ominus B) \oplus B \tag{8.21}$$
$$A \cdot B = (A \oplus B) \ominus B \tag{8.22}$$

在实际情况中,基本因子的灰阶放大直接完成。因为把结构元素当作形核,因此它们当作等级滤波来实施。腐蚀是最小的滤波,而膨胀是最大的滤波。开放和关闭因子同样遵从前面的定义。

图 8-20 显示了用一个特定大小的平面结构元素来阐述的开放的概念。事实上它是一种探索结构元素是如何适应灰阶图像函数波峰的过程。很容易证实,从原来的图像中减去开放

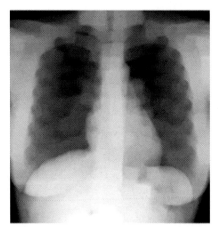

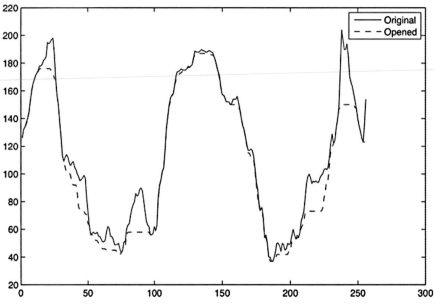

图 8-20 上图:像素直径为 7 的灰阶形态学开放图像。下图:中央线性原始灰阶曲线和滤波图像。为显示清楚将结构元素放大。

的图像会提供一个根据结构元素大小和形状描述的最大区域输出图像。这个程序在文献中作为帽顶滤波而被人们熟知。

$$A_{\mathrm{TH}} = A - (A \circ B) \tag{8.23}$$

一个类似的原理适用于灰阶关闭因子及在原始图像中的最小区域或者波谷位置。从封闭的图像中减去原始图像产生帽状的底部滤波图像。

$$A_{\mathrm{BH}} = (A \cdot B) - A \tag{8.24}$$

如果原始图像依据帽状顶部与底部差异度重叠,会导致对比放大。

$$g(x, y) = A(x, y) + c(A_{\mathrm{TH}}(x, y) - A_{\mathrm{BH}}(x, y)) \tag{8.25}$$

注意,这和非锐化屏蔽的线性方法有极大的相似性。这里核大小的作用是由结构元素呈现的。为了达到局部对比增强,获得一个锐利效果,结构元素必须大小合适。大多数时候,是一个直径比被强调的细节稍大一点的圆盘状物体。在图 8-21 中,这种技术可以观察两个磁盘的直径。

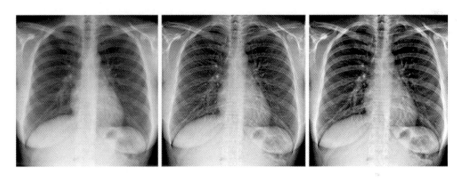

图 8-21　左图为原始图像;中图为形态对比增强图像,盘直径为 3 个像素;右图为形态对比增强图像,盘直径为 7 个像素。

3.5　多尺度处理

由非锐化屏蔽或它的许多差异形成的 X 线摄影图像增强由 2 条频带之间的加权平衡所致,对于频谱的低频和高频部分是非常简单的图形。问题是由于傅立叶变换的综合性能,将特定图形的频率成分转到图像的空间成分是不可能的。明确依赖于细节大小或者尺度的局部对比度放大的精确控制,是不可能用常规的非锐化屏蔽的方法得到的。

尺度的概念在人类与计算机领域应用很普遍。X 线摄影图像处理也不例外。多尺度处理的概念很快被用于细微调整局部对比度放大。多尺度对比放大(multi-scale contrast amplification,MUSICA)算法由 Vuylsteke 提出且不久后由 AGFA 引入市场,该算法可能被认为是医学影像增强的一个突破[9]。多尺度处理的方法引出了许多相关的专利,如今,几乎每个厂商都有一种由 MUSICA 变化而来的图像增强算法。

多尺度或多分辨率图像处理的概念与一种叫做锥体的存储数据结构关系密切。锥体存储数据结构的设计就是从基点到顶点堆叠图像,从而降低空间分辨率。在锥体存储数据结构序列层间,低通滤波和再采样是函数关系。在所谓的高斯锥体存储数据结构中,从层面 L 到层面 L+1，层面 L 图像被因子 2 低通滤波及二次采样。同样的低通滤波在所有的层面中均应用，所以结构信息会在一个宽的范围尺度下进行分析。高斯这个名字与平滑滤波相关，平滑过滤用了一个高斯核心参数 α，并且与尺度层面相关。然而，如果平滑滤波有更加合适的频率，也可以选择。二项式核就是这样一个案例。事实上，据报道有几个 X 线摄影的案例已经选择了二项式核[10]。

对于对比度放大，我们需要另一种锥体存储数据结构——Laplacian 锥体存储数据结构。这是一个不同的结构，在层面 L 与层面 L+1 之间保持着低通过、过采样以及内插。因此，从精细到粗糙的细节尺度可用于进一步处理。基于每层 Laplacian 锥体存储数据结构层定制细节放大产生影像增强。Laplacian 这个名称意味着在涉及高斯差异的每一层获得的不同结果，与应用 Laplacian 因子是一样的。

Laplacian 锥体存储数据结构的频域描述理解为带通滤波的堆积。因此，实际上，频率容量、标度尺寸或细节尺寸之间有适时联系[11]。如果每条频率带都被单独处理，从精细到粗糙细节的对比几乎可以独立操作。值得注意的是，这种多分辨率处理方法被认为是建立非锐化屏蔽概念的概括。我们通过从双频率带平衡过渡到多频率带设置，在尺度上可放大局部对比。

图 8-22 描述了高斯锥体存储数据结构与 Laplacian 锥体存储数据结构的信号处理流程。要明白对比度放大的方法，我们首先要知道原始图像是如何从 Laplacian 锥体存储数据结构中恢复的。如无中间处理的发生，如果连续加入不同的 Laplacian 层面到图 8-22 中所示的过采样和先前层面的低滤波，滤波组理论可确保完美重建。在进行重建前，每层的细节处理系数 X 进行转换的函数为[12]：

$$y = ax|x|^{p-1} \tag{8.26}$$

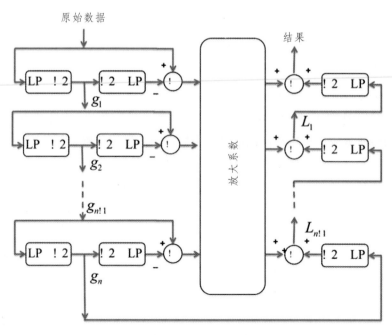

图 8-22 对于多尺度对比增强的信号处理流程。

细节强度在每一个层面单独计算,所以重建图像在一个大的范围内显示对比度放大。出于计算的目的,系数范围在(-1,1)区间被标准化,α 系数是常量,以覆盖原始动态范围。

如图 8-23 所示,作为多尺度分解处理的影响,既然较小系数与细微细节相关,那么与较大细节相关的较大系数相比,较小系数获得增强放大。

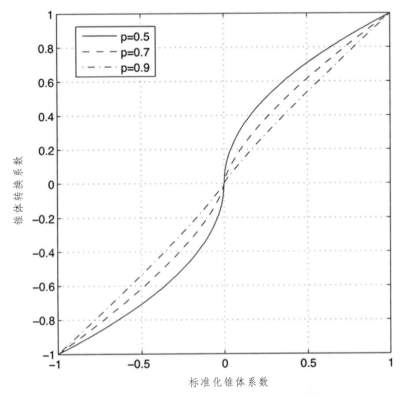

图 8-23 标准化锥体系数转换函数。依据较小尺度的细微细节相关的参数系数 p,会在重建前增加。

有几种不同的转换函数大多依赖于厂商和检查的类型。图 8-24 显示几个 MUSICA 锥体存储数据结构算法计算所得的实验结果[10,12]。

公式(8.26)通常应用于所有层面的参考系数。而多尺度分解,或用二元方法,多波段分解,为分别调制不同频率波段加权提供可能。许多算法结合对比均衡与边缘增强和幅度压缩。当前高频波段的作用被进一步放大,接着,权重应用于低频波段的一个子集。然而,对比度放大证明能提供更好的整体效果,从而改善任意尺寸下低对比度细节的洞察力。

现在还可以用其他多尺度分解法。其中子波分解是最常见的一种选择。然而对于影像增强,Dipple 提出 Laplacian 锥体存储数据结构能提供更好的效果[10]。当用子波分解时,大结构的对比度放大可能产生可见的伪影。相反,Laplacian 锥体存储数据结构在扩大尺度范围内表现得很平滑。

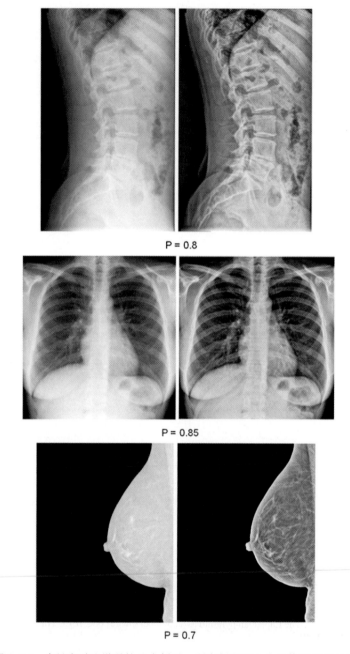

P = 0.8

P = 0.85

P = 0.7

图 8-24　多尺度对比增强的几个例子。所有例子用 5 个锥体层面来计算。

4　小结

　　放射师以及其他从业者应该意识到,数字化图像处理提供了可实际应用的工具,它可改善图像视觉效果,有助于更可靠地判读。本章介绍了基本图像的增强技术。

　　综合空间独立法修改像素原始灰阶而不管其在图像内的位置。在这些例子中,像素值与显示值之间有一个图形,依据一个总的转换原则,目的是亮度和对比度的优化。这些图形在

LUT 法中很容易实施,同时为实时增强提供了基础。基于直方图的算法更难实施,但偶尔比简单的 LUT 法做得更好。

另一方面,空间滤波法依赖于空间操作。这里的核心概念与滑动屏蔽处理有关。为了使图像更加平滑,它不仅导致线型或非线型的滤波,相反,增加了强度改变。

利用滤波方法的数字 X 线摄影图像增强,通常是多步处理的结果。非锐化屏蔽就是第一个显著的例子,图像的低通与高通成分用代数的方法结合在一起,以改善细节显示。一个普通的多频带或多尺度非锐化屏蔽的概念使得图像增强被广泛接受,现已装在所有主要的数字 X 线摄影系统中。被 AGFAT™ 引入商界的多尺度对比放大把图像分解到不同层面的数据结构中,称之为 Laplacian 锥体存储数据结构。每层或频谱带系数与一个尺度或某种细节的大小有关。影像重建前,这些定制的放大系数带来图像增强,在一个特定尺寸的宽范围内局部对比适当增加。

(潘立德 李罗阳 王云飞 何家鸿 王 骏 周 桔 于长路 王 涛 译)

参考文献

1. Kevles BH. Naked to the bone, medical imaging in the twentieth century. New Brunswick, NJ: Rutgers University Press; 1997.
2. Gonzalez R, Woods R. Digital image processing. 3rd ed. Upper Saddle River, NJ: Prentice-Hall; 2008.
3. Braunstein EM, Capek P, Buckwalter K, Bland P, Meyer CR. Adaptive histogram equalization in digital radiography of destructive skeletal lesions. Radiology. 1988;166(3):883–5.
4. Pizer SM, Amburn EP, Austin JD, Cromartie R, Geselowitz A, Greer T, ter Haar Romeny B, Zimmerman JB, Zuiderveld K. Adaptive histogram equalization and its variations. Comput Vis Graph Image Process. 1987;39(3):355–68.
5. Reza AM. Realization of the Contrast Limited Adaptive Histogram Equalization (CLAHE) for real-time image enhancement. J VLSI Signal Process Syst. 2004;38(1):35–44.
6. Prokop M, Neitzel U, Schaefer-Prokop C. Principles of image processing in digital chest radiography. J Thorac Imaging. 2003;18(3):148–64.
7. Prokop M, Schaefer-Prokop CM. Digital image processing. Eur Radiol. 1997;7:S73–82.
8. Serra J. Image analysis and mathematical morphology. Waltham, MA: Academic; 1983.
9. Vuylsteke P, Schoeters EP. Multiscale image contrast amplification (MUSICA). Newport Beach, CA: SPIE; 1994.
10. Dippel S, Stahl M, Wiemker R, Blaffert T. Multiscale contrast enhancement for radiographies: Laplacian pyramid versus fast wavelet transform. IEEE Transmed Imaging. 2002;21(4):343–53.
11. Burt P, Adelson E. The Laplacian pyramid as a compact image code. IEEE Transmed Imaging. 1983;31(4):532–40.
12. Vuylsteke P, Schoeters EP. Image processing in computed radiography. In: Computer tomography for industrial applications and image processing in radiology. Berlin: DGZfP Proceedings BB 67-CD; 1999:87–101.

第9章

数字 X 线摄影和图像存储与传输系统

摘 要

X 线平片仍然能够提供大量的影像检查信息,这些检查在多数临床病例中发挥作用。现在,数字探测器已经在许多成像设备中脱颖而出,它们是无胶片工作模式的主要驱动力。由于数据采集、图像显示和数据存储功能的分开执行,从而使工作模式发生改变,对成像流程具有深刻的影响。此外,直接数字探测器的图像几乎立即可以获取。现在,数字 X 线摄影通过在医学数字成像与传输(DICOM)标准的控制下,图像存档和传输系统(PACS)完全地合为一体。本章简要概述了 PACS 的结构和组成,同时也简要介绍了 DICOM 标准。重点讨论了以数字 X 线摄影为对象的 DICOM 及其特异性是如何改善和提高与图像数据相关联的元数据信息库。元数据存储库的定期审查可以作为一种重要手段,能够使质量控制程序得以改进,使其更具效益和多面性。

关键词

数字 X 线摄影;图片存档;传输;图像存档和传输系统;数字探测器;无胶片工作模式;直接数字探测器图像;医学数字成像传输;元数据存储库;图像数据;成本 - 效益;质量控制

1 引言

众所周知,X 线摄影在相当多的临床实践中仍然占据了影像检查的绝大部分。尽管目前可供选择的医学成像日益多样化,X 线摄影成像仍继续站在最直接介导的医疗程序的一线。

从 20 世纪 70 年代早期开始,数字处理早晚会在医学成像设施中占据首要地位,X 线成像也不例外。从采集到存储和检索,现在图像都成为临床信息的范例,数字化工作流程全都发生在网络环境下,需要进行无缝访问来达到满足患者和医疗服务提供者利益的目的。

图像存储与传输系统(picture archiving and communication systems,PACS)是网络临床环境中关键组件,它们为医疗保健工作流程中要求的所有图像交易提供硬件和软件手段。根据定义 PACS 必须交互操作, 以提供具有成本效益的成像服务, 集合多种异构组件的系统。DICOM 标准实际上定义了一个信息模型和图像交易服务, 允许以连贯的和可扩展的方式,兼容多厂商成像系统相互操作。

DICOM 结构一开始就是随着面向对象的范例开始的。一个信息模型的核块是信息对象定义(information object definition,IOD)的概念。IOD 是描述作为信息载体的医学影像对象类别的蓝图。毫不奇怪,因为 IOD 和属性数据与所有具体形态数据组合,可以与每个成像方式相联系,所以 IOD 是最封闭的一条信息。在实践中,每一个医学图像都是一个特定的 IOD 实例。在本章中数字放射学即指计算机 X 线摄影(CR)又指数字 X 线摄影(DR)系统。一系列传递重要信息的属性超越了像素数据,我们将从这个意义上解释相应的 IOD。

2　范例改变

CT 和 MRI 的本质就是数字成像方式,与之相反,数字 X 线摄影逐步发展并代替屏−片(screen-film,SF)系统的过程则相当缓慢。这一方面是由于商业问题和巨大的惯性工作流;另一方面,与传统的 SF 或 CR 系统相比,直到最近,DR 固态探测器才提供行之有效的具有竞争性的成像质量和改善的工作流程。现在很明确,一套令人信服的论据把医疗管理人员和从业人员拉进了完全无胶片化的环境中。但从长远看来,PACS 的概念没有被当作无胶片放射学的前提。以数字和胶片为基础的存储已默认并存。初次运行的努力使胶片实现数字化。DICOM 标准适应数字化 SF 版本的 X 线图像,作为第二次获取(secondary capture,SC)载体,因此,初始数字 X 线摄影存储是主要的实例。然而,在大多数的 X 线摄影装备中,工程流程并无显著改变。

几乎不可避免但又不是这么快速地一步步走向全数字化 X 线摄影,这实际上与放射图像处理样式的深刻变化相符。胶片很长时间被当作探测器、存储介质,甚至作为显示部件使用。如今这些功能是分开使用的。图像的可用性几乎是瞬时的,不需要光电化学发展。存储是一个适当地通过路由把图像对象传递到存储服务器的过程。诊断工作站的软拷贝显示现在是一个多交互任务,能够评价传统的遗留的协议,并为后处理提供包括图像增强的计算机辅助诊断(computer-aided diagnosis,CAD)的多种工具软件。

新的生产力标准和成本效率指标现在可以被设想为重新设计的工作流程。PACS 系统架构和 DICOM 标准本身就是反映成像技术和服务趋势的动态实体。本章简要概述 PACS 技术和与数字 X 摄影对象实现有关的 DICOM 标准。

3　IHE框架

计算机化的医疗过程几乎是普遍的。医疗保健专业人士和行业供应商往往声称提高了系统集成性、互操作性、可靠性、安全性和共同的准则,促使公认的医疗保健传输中的最佳实践。这些结构成分最终都掌控任一计算机化的医疗输送系统的设计与实现。PACS 是突出的集成许多部件和程序的计算机系统实例,并且将从系统方法中受益匪浅,包括从前期策划到实施、验收和维护阶段,覆盖整个寿命周期。

医疗保健集成协会(integrating the healthcare enterprise,IHE)是由医疗保健和行业供应商为满足这些需求而创建的协会。定义集成模型是 IHE 最重要的任务。集成模型的开发与临床领域相关联,例如,心脏病学、病理解剖学、放射学和其他学科(www.ihe.net)。每个配置文件将所需的整合能力集成一个连贯的功能型框架,确定通信标准的协调实施,如 DICOM、HL7

W3C 和安全标准。IHE 集成模型旨在解决整合问题,重点是系统作用、识别对象、促进标准的符合性,并提出了实现设计指南。

　　放射学现在是一个富含集成模式的 IHE 领域,目前按照实践中成像工作流实施的方式来驱动[1,2]。预定的工作流程(图 9-1)是首要、基本的配置文件,描述了放射学检查中排序、调度、成像采集、存储和显示是如何整合的。由于原定程序与通常在放射科 PACS 系统进行的绝大多数成像任务一致,现代 PACS 设计符合这种 IHE 提出的工作流。下面的部分将简要介绍组件明确的 PACS 体系结构,讨论这些组件的功能组装以处理 IHE 集成模型。

4　PACS体系结构

4.1　一般概念

　　随时随地地获得任何医学影像是 PACS 体现的主要概念。PACS 通常定义为用于采集、归档、分布和利用计算机网络的数字医学图像可视化的硬件和软件技术的集合(图 9-1)。

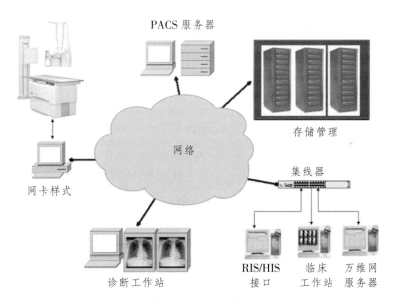

图 9-1　PACS 概念。

　　PACS 组件的所有图层,包括图像采集设备、网络、存储系统和演示设备方面频频有技术突破。经过 30 多年的发展,这个思想已经很成熟了。PACS 不作为独立的信息孤岛而存在;相反,它们通常与其他机构广泛的信息系统,如医院信息系统(hospital information system,HIS)和放射学信息系统(radiological information system,RIS)共存,如图 9-2 所示。

　　患者相关的临床信息和管理必须通过 HIS 或者 RIS 提供给 PACS。启动成像程序的是管理信息的流入。然后,图像由路由传输到适当的存储实例,准备首次阅读或二次审核检索。一般趋势是使主要工作流程通过工作列表的交换在 RIS 和成像设备之间尽可能自动化。HIS/RIS 环境下的信息交换通常是由 HL 7 消息协议来完成的[3]。因此,需要调解来实现建立医疗

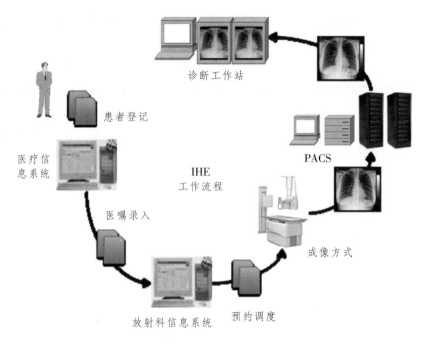

图 9-2 放射学集成模型 IHE 提出的预定工作流。

成像部门的 HL 7 系统和 DICOM 系统之间的互操作性。软件代理装置是实现 HL 7/DICOM 网关接口的常见解决方法。

4.2 PACS 组成

组成一个明智的 PACS 组件的宏观分类系统体现在图像生产者、图像消费者、网络基础设施、运行服务器和我们当作中间组件的存储设施。利用模型网关将模型连接到网络模型网关通常被集成到成像设备的主机计算平台;在某些情况下,也可利用一个负责处理所有与图像采集和存储步骤相关的 DICOM 交换的专用站将模型连接到网络。

我们可以将各种各样的软拷贝客户放置在成像链的末端。这些客户可能包括主要在放射读片室,二次审阅工作站和配有散布在病房的网络浏览软件的普通 PC 机观察站、手术室、急诊室的复杂原始诊断判读工作站。根据图像检索文件浏览工作站可配备本地存储器。诊断工作站和阅片室都有严格的规范[4]。显示器的分辨率和对比分辨率必须保持最高标准,为了与高品质的灯箱相比时,为数字 X 线摄影提供具有竞争力的观测条件。观察软件应该提供无缝的研究检索功能,模拟常见的图像协议,至少要包括最小的一组数字图像处理工具。

PACS 网络的范围相当广泛,这取决于被连接到 PACS 成像部门组织的布局。PACS 网络部门现在几乎都是千兆位/秒的以太局域网(local area networks,LAN)。企业范围的 PACS 不仅包括放射科还包括其他成像密集型部门,如心脏病科、核医学科和其他为了数据通信性能需要转换后的以太局域网结构[5]。

同时, 通过公共互联网或者专用链接可用的成本-效益带宽来转换 PACS 网络初始范围。事实上,多站点的成像设备可以连接没有带宽瓶颈的无缝连接广域网(wide-area networks,WAN)[5,6]。互联网本身的安全问题一旦妥善处理,就能够重新设计很多主要直接涉及图像通信与数据库的 PACS 中间组件[6]。从技术上讲,原 PACS 本地化的范围可能因此几乎没有地理约束地扩展。

中间 PACS 组件是网络环境下成像工作流程顺利完成的关键。存储结构、患者和图像数据库,还有基于 DICOM 标准的软件组件,最终负责图像和患者数据的流入和流出。在接下来的部分里,我们会提到 DICOM 节点之间的通信强加了一个标准。节点自己承担服务提供者和服务使用者的责任。毫无疑问,PACS 中间组件主要出现在客户端–服务器的配置中。PACS 服务器可以被视为一个聚集许多客户端–服务器的服务并支持成像工作流程的宏观元素。DICOM 服务器、数据库服务器、存储服务器和图像分布服务器是其中的一些突出例子。

存储设备取决于部门的工作量,根据分层存储管理规则来设计。与成像数据周期紧密相关联的在线、近线和离线(长期)存储是典型的组成方式。存储管理软件必须根据部门日常工作流程和整体存储可用性来配置,而且应该包括足够的智能,能够检索对报告活动有最小影响的以前的检查。

4.3 当前的体系结构

图 9-3 显示了 PACS 结构的核心组成成分。如前所述,典型的预定工作流程是这一系统构成的主要设计指南。

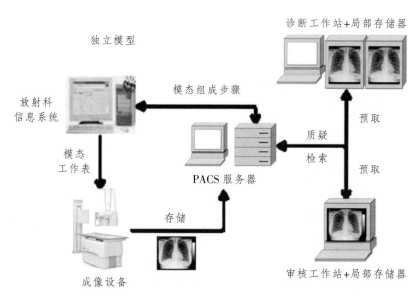

图 9-3　PACS 独立模型。

据 Huang 报道,当前的 PACS 体系结构模型可分为独立的、客户端–服务器、基于网络的。观察工作站的能力决定每个结构功能模型[7]。

如果在观察工作站可使用本地存储,它们更好地被称为密集客户端。在这种情况下,初步报告或者二次审核所选择的成像检查也被复制到工作站磁盘。PACS 服务器的图像分布必须依靠适当的预取规则来使包括之前检查的所有需要的成像信息转移。如果需要额外的信息，那么特设的查询和检索服务仍可能从工作站调阅。因为更倾向于在非高峰时间预取信息，故网络负载趋于缓和。在 PACS 服务器故障的情况下，仍然可在网关模式阅读工作站选择所需路线图来防止核心中断和最终紧急成像服务的中断。客户端–服务器模型仅仅依靠 PACS 服务器能力和工作站，如图 9-4 所示，没有本地存储，是纯粹稀疏客户端。

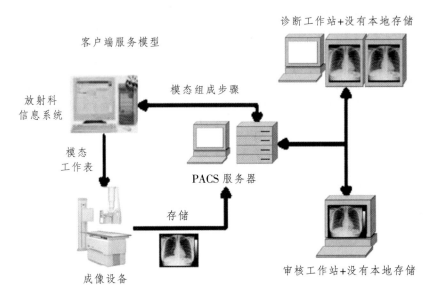

图 9-4 PACS 客户端服务模型。

　　每个工作站的回顾性工作表都在服务器上定义，图像直接复制到工作站内存。由于所有的数据都存储在服务器，无需预取。每次成像检查的病例都可重新阅片，所以即使多次显示也不会出现不一致的风险。与目前的研究有关的预检查从存储中传到服务器，转移到一个以显示为基础的显示工作站。客户不得进行查询和检索服务，所以不可能有特别审核。图像在阅读后完全刷新。这种功能模型在 PACS 服务器故障的情况下完全失效。不能进行阅读，最近获得的图像必须在当地模态网关缓冲存储。高容量的研究达到了数据流量的峰值，因此网络必须提供足够的带宽来适应更多高要求交易。

　　基于网络的模型与以前的客户端–服务器模型十分相似。主要的差异在于必须符合网络标准的客户端–服务器的性质。回顾性工作站的硬件平台可能会变得更加普遍，因为我们真正需要的是更好地进行浏览。轻便性是这种结构固有的。假设在某种程度上保证了安全，宽带互联网连接使这种方法变得非常有吸引力，从而使远程放射学设备与 PACS 各部门有联系。同以前一样，在服务器故障的情况下整个 PACS 功能都会受到损害。此外，基于网络的图像审核工作站与更高端的特殊目的的主要诊断工作站在功能上是无法竞争的。

　　由于简单、易于管理和成本–效益，实际上 PACS 设备的当前趋势倾向于客户端–服务器模型。对于影像回顾和远程管理，该模型具有网络便捷模式的特点。

5　DICOM一览

需要一套复杂的服务和协议来完成 PACS 环境中可能发生的不同的成像工作流程。这些服务和协议当前由 DICOM 标准所规定。其于 20 世纪 80 年代早期由美国放射学会(ACR)和国家电气制造商协会(NEMA)联合倡议,现在由 NEMA 的一个分支机构——医学成像和技术联盟(MITA)管理。应该说,经过主要医学成像供应商长期的全力以赴,才有了 1993 年出现的 DICOM 第三版。这个版本实际上是目前普遍公认的定义数据格式、组织存储和数字医学成像通信协议的国际标准的基础。

DICOM 标准制定了一套相当细致的建议和指南来使不同设备制造商之间的医学数字图像进行交换,从而为多种多样的 PACS 基础设施的完善和拓展提供基础。如前所述,这种标准复杂又庞大,往往容易产生不一样的解释。它由 20 个部分组成,在 28 个工作组的监督下几乎有 160 个增补。值得一提的是,DICOM 不仅包括医学图像的交换,而且也提出了与重要的波形、结构化报告、治疗计划和工作流管理关联的数据交换。体现这种标准的框架包括信息模型,有几个编码语法的数据结构和建立在两个连续阶段的一种通信协议:协商和在网络节点间有效的数据传输。

在一个章节中详细地介绍这种标准是不可能的。对于那些想要进一步认真学习该标准的人而言,最好从实用的方法出发,参看例子[8]。在下面的章节中,我们重点介绍信息模型和根据 DICOM 建议定义数字化放射学。

5.1　以对象为导向的标准

这种标准是根据以对象为导向的模式来思考和保持的。对象、类别、属性、实例、服务和角色都是众所周知的以对象为导向的设计理念, 证明是 DICOM 建议的定义和 DICOM 兼容组件的核心所在。

图 9-5 描述的最小 DICOM 信息模型是基于患者水平。之后在模型底层产生了图像波形、报告和其他信息要素组成的一个简化层次,在图中没有显示。在最小实体关系图中,我们可以注意到最能描述几个 DICOM 实体之间关系的基数类型。该模型是一个在大多数成像部门中遇到的典型适时世界工作流的抽象模型。

于是,与核心对象有关的 4 个主要层次是:患者、研究、系列和图像。每个对象类型的细节特性在 DICOM 标准重要部分 3 里得到了充分又正式的说明[9]。如前所述,IOD 是实时世界对象中的数据抽象类型,它实际上是由反映成像物体真实属性、条理分明、分层组织的一组数据元素来定义的。DICOM 用来覆盖和代表的大范围成像物体和许多相关的数据类型产生了一系列数据结构的定义,以及 DICOM 数据字典的数据编码规则。关于这些问题的详细信息都被收集在标准的第 5 和第 6 部分[10,11]。由于它的关联性,我们将在下一小节中谈论特定的 IOD。

为了理解 DICOM 如何处理与这个模型相关的信息,很重要的一点是确保数据交换通信节点符合数据通信协议。尽管不是唯一的,TCP/IP 自然是绝大多数 PACS 系统所选择的协议。然而,以上的 TCP/IP,两个 DICOM 节点必须依靠通信应用程序来适当地交换影像数据。

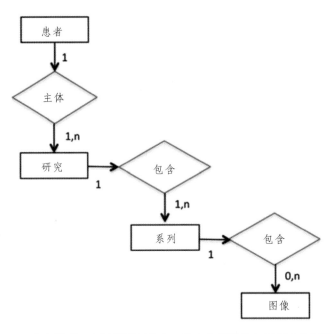

图 9-5 最小的 DICOM 信息模型。实际模型更复杂。选自电气设备与医疗成像制造商协会(NEMA)[9]。

这些应用程序实体最好理解为 DICOM 服务,表示抽象的服务类别[12]。将 IOD 与 DICOM 服务联系在一起会产生一个服务对象对(service-object pair, SOP),可作为 DICOM 功能的微小单位(图 9-6)。

　　DICOM 节点还需定义它们在通信过程中的作用。应用实体可以是服务类用户(service class user, SCU)或者服务类提供者(service class provider, SCP)[12]。正如图 9-7 所示,信息交换是以每个都有自己的应用实体(application entities, AE)节点的同等 AE 之间的数据形式来交

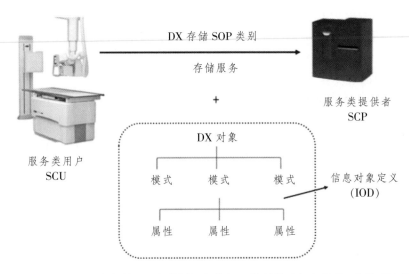

图 9-6 一个典型的 IOD 和服务类的关系。存储服务和数字 X 线摄影对象有关联。存储系统给设备用户提供存储服务。

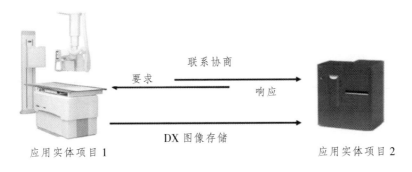

图 9-7　一个典型的 DICOM 交换。

换。交换的完成意味着实际成像数据开始交换之前,恰当的 SOP 协商必须依据每个节点和数据传输语法(如,JPEG 无损)的定义来完成。建立关联后,AE 通过 DICOM 消息要素(DIMSE)交换数据 [13],DIMSE 根据每个定义角色采用特殊的命令形式。例如,在存储服务中使用 C-STORE-RQ 消息。存储、查询和打印是所有 PACS 设备必须具备的基本服务功能。现代 PACS 设备明确包括模态工作表,设备操作步骤和存储保障服务。模态工作表服务允许依据具有正确的管理和成像任务的 RIS 提供给各种成像设备。因此,放射工作人员应该有最少的打字工作。模态操作过程完成工作流反馈。这样可以保持正确的工作流演进路线。存储保障服务用来确认图像已被存储装置永久地保存,并确保本地清除图像是安全的。

服务对象影像实例化在 DICOM 术语中被称为 SOP 实例。这意味着真正的价值必须满足包括原始数据或者编码的像素数据的模板属性。发送一幅图像到存储服务器是常见的 SOP 实例中的一例。

DICOM 图像文件夹是日常成像实践中最有形的对象。它们是持续存在的对象实例,取决于即时报告工作流程和长期存储要求的生命周期。DICOM 标准使用标签长度值(tag-length-value,TLV),除了适当的像素数据区,它还需要许多强制属性。有些与成像检查的特性有关,而有些与患者有关。标准的第 10 部分给出了 DICOM 文件格式的组织和多媒体存储详情[14]。

5.2　信息对象

在数据字典中超过 2000 种元素编码是信息对象定义的基础。数据元素的层次结构和聚合体给许多成像方式的描述提供了连贯和效率。第一个层次的聚集体是一组相关的数据元素,例如患者相关信息,这被称为一个模块。传输适时生命实体信息的模块集被称为信息实体(information entity,IE),它一般对应于 DICOM 信息模型中的适时元素实例。最终一个完整的 IOD 由 IE 读出。大多数的 IOD 是混合成的。从某种意义上来讲,它们由复杂的 IE 组成,如图 9-8 所示。

模块收集编码对象属性的基本数据,在实例化的时候不会或者不需要实时数据。事实上,对于一个正确的 IOD 示例,一些模块是强制性的(M),其他的是有条件的(C)或者用户选项的(U)。如果某些采集条件得到满足,条件模块会变成强制性实例。因此该模块的信息有效并可交换。用户选择模块启用自定义信息嵌入到 DICOM 对象中,也可提高一致性问题。表

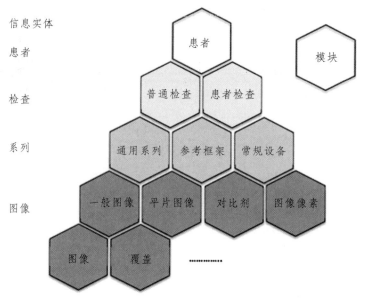

图 9-8 一个假设混合体 IOD。

9-1 列出了计算机 X 线摄影 IOD 相关模块。表 9-2 提供了每个 CR 模块的细节。

标签栏是每个属性的描述符,它本身是数据字典的索引。类型栏意思是根据协商的 SOP,属性可能是强制性的(1 型),强制性但可能默认值为零(2 型)和可选择的(3 型)。虽然大多数列出的模块是可选的,很清楚的是,如果买家和供应商双方都同意,那么就有可能潜在地丰富许多其他信息的成像数据集,可能有助于确保,比如,质量控制程序的改进。

5.3 数字 X 线 IOD

根据 DICOM 标准,数字 X 线(DX)图像 IOD 指定一幅已由数字 X 线摄影成像装置产生的图像。

DX 成像程序包括但不局限于胸部 X 线摄影、线性和多方位体层、全景 X 线摄影和骨骼 X 线摄影。图像传感器包括最近的固态技术:非晶硒、基于非晶硅闪烁体和基于电子耦合器件(CCD)传感器的传统技术,如激励荧光成像板和通过扫描胶片图像二次捕获。还要注意的是,基于 DX IOD,开发出用于口腔内 X 线摄影和乳腺 X 线摄影的专门的 IOD。

DX IOD 可被视为没有过时的 CR 的自然进化。在 CR 对象中,新的探测器没有得到很好的描述,每幅图像允许多重曝光,解剖和定位缺少描述,与 X 线强度的关系不明确,通常缺少演示事宜。

在演示 DX 模块表之前,我们可以预见和 CR 对象的几个不同之处。首先,有时在 CR 中,在同一张图像中没有多重曝光。DX 图像应该是单一曝光的结果,限制单一图像的解剖和定位属性,确保适当的注释、图像处理和传输。

与 CR 相比,另一个不同是 DX 图像 IOD 可以用于两个 SOP 类,一类用于演示的图像存储,另一类用于在演示之前进一步处理的图像存储。

DX IOD 模块表相当大。我们在表 9-3 中提出只有 IE 图像片段。请注意 DX 特定图像模

表 9-1　CR 图像的 IOD 模块表

IE	模块	参数	使用
患者	患者	C.7.1.1	M
	临床试验对象	C.7.1.3	U
检查	一般检查	C.7.2.1	M
	患者检查	C.7.2.2	U
	临床试验研究	C.7.2.3	U
系列	通用系列	C.7.3.1	M
	CR 系列	C.8.1.1	M
	临床试验系列	C.7.3.2	U
设备	普通设备	C.7.5.1	M
图像	一般图像	C.7.6.1	M
	图像像素	C.7.6.3	M
	对比/团注	C.7.6.4	C
			(在图像中采用对比剂获取)
	显示快门	C.7.6.11	U
	装置	C.7.6.12	U
	样本	C.7.6.22	U
	CR 图像	C.8.1.2	M
	重叠平面	C.9.2	U
	LUT 模式	C.11.1	U
	兴趣区查阅表	C.11.2	U
	普通 SOP	C.12.1	M

Adapted from The Association of Electrical Equipment and Medical Imaging Manufacturers (NEMA)[9]

块是强制的,例如,DX 解剖成像、DX 图像和 DX 探测器。我们鼓励阅片者在 NEMA 中掌握提到的"C"部分[14]。DX 探测器模块富含属性,如此之广泛,这里不一一说明。探测器识别、几何性质、感光度、曝光记录和灰阶显示一致性是有助于更有效地使用可获得的成像资源的几个属性。

现在的 DX IOD 已经成熟,但还不足以被模型供应商和 PACS 供应商普遍采用。事实上,一些相关的供应商在他们的 SOP 实例中把直接数字 X 线摄影当作 CR 对象来编码。此外,IHE 集成模型没有解决与 DICOM 元数据有关的特殊事宜,不需要采集模型使 DX IOD 代替 CR IOD。然而,我们相信,普遍使用 DX IOD 的趋势将占上风,因为许多 PACS 供应商在技术上已准备好提供符合这种新的 IOD 硬件和软件的组件。

5.4　剂量

尽管在患者水平或探测水平正在进行努力,剂量相关的指标水平仍然缺乏适当的标准化。然而,DICOM 提供了传达剂量相关的信息的方法。很多的 IOD 集成了非强制型的剂量有关的属性。例如,DX 对象包括 X 线剂量采集模块,其中许多参数如果得到适当履行,将重要

表 9-2　CR IOD 属性列表和说明

属性	标签	类型	属性描述
光学解释	(0028,0004)	1	指定的像素数据的解释。有下列枚举值之一：黑白图像 1、黑白图像 2
千伏	(0018,0060)	3	X 线发生器采用峰电压输出
成像板 ID 号	(0018,1004)	3	依据 ID 号或成像板上感应的序列号来获取图像
X 线源到探测器的距离	(0018,1110)	3	从 X 线源到探测器中心的距离用 mm 表示。注：此值传统的是指 X 线源到影像接收器之间的距离（SID）
X 线源到患者的距离	(0018,1111)	3	X 线源观察野中心的距离用 mm 表示。注：此值传统上是指 X 线源到物体之间的距离（SOD）
曝光时间	(0018,1150)	3	X 线曝光的时间，用 ms 表示
X 线管电流	(0018,1151)	3	X 线管电流用 mA 表示
曝光	(0018,1152)	3	曝光用 mAs 表示，用曝光时间和 X 线管电流的乘积计算
曝光（μAs）	(0018,1153)	3	曝光用 μAs 表示，用曝光时间和 X 线管电流的乘积计算
图像像素间距	(0018,1164)	3	影像接收器各个像素中心之间所测量的距离。一对专门的数值：排间距值（直径）、列间距值（用 mm 表示）。在 CR 中定义为 CR 成像板表面分别与患者，或 X 线源最近的距离
发生器功率	(0018,1170)	3	X 线发生器功率用 kW 表示
采集器件处理描述	(0018,1400)	3	描述与图像（如器官描述）相关的专门设备处理
采集器件处理编码	(0018,1401)	3	编码表示与图像（如 CR 器官滤过编码）相关的专用设备处理
暗盒方向	(0018,1402)	3	暗盒的方向采用适当的位置显示图像。枚举值：概观片、点片
暗盒大小	(0018,1403)	3	暗盒尺寸 18cm×24cm 8 英寸×10 英寸 24cm×30cm 10 英寸×12 英寸 30cm×35cm 30cm×40cm 11 英寸×14 英寸 35cm×35cm 14 英寸×14 英寸 35cm×43cm 14 英寸×17 英寸

（待续）

表 9-2(续)

属性	标签	类型	属性描述
成像板曝光量	(0018,1404)	3	成像板 ID(0018,1004)上识别的总的 X 线曝光量
相对 X 线曝光量	(0018,1405)	3	成像板相对 X 线曝光量。数值具有特殊意义,可用于调整成像板扫描的动态范围 注意:这个数值由制造商提供。DICOM 定义的标准属性见 Exposure Index Macro[9]
灵敏度	(0018,6000)	3	读出数据的灵敏度 注意:这个数值由制造商提供。DICOM 定义的标准属性见 Exposure Index Macro[9]

注:1 英寸=2.54cm

Adapted from The Association of Electrical Equipment and Medical Imaging Manufactures (NEMA)[9]

表 9-3　DX　IOD 患者属性表及描述

模块		参数	使用
图像	一般图像	C.7.6.1	M
	图像像素	C.7.6.3	M
	对比/团注	C.7.6.4	U
	显示快门	C.7.6.11	U
	装置	C.7.6.12	U
	介入	C.7.6.13	U
	样本	C.7.6.22	U
	DX 解剖成像	C.8.11.2	M
	DX 图像	C.8.11.3	M
	DX 探测器	C.8.11.4	M
	X 线准直器	C.8.7.3	U
	DX 定位	C.8.11.5	U
	X 线 torno 采集	C.8.7.7	U
	X 线采集剂量	C.8.7.8	U
	X 线生成	C.8.7.9	U
	X 线滤波	C.8.7.10	U
	X 线滤线栅	C.8.7.11	U
	重叠平面	C.9.2	C-如果图像需要,注释见 A.26.4
	兴趣区查阅表	C.11.2	C-如果需要显示集中类型 (0008,0068),否则没必要,见注释 8
	图像直方图	C.11.5	U

注:1 英寸=2.54cm

Adapted from The Association of Electrical Equipment and Medical Imaging Manufactures (NEMA)[9]

输入传递到重要的剂量指标的计算中,如剂量–面积乘积。

还有一个专用的模块来传达基于过程的剂量信息。辐射剂量模块见表 9-3,C4~16[14]。包含在此模块中的属性范围涵盖整个采集,包括成像步骤。对于剂量相关参数的准确性没有要求。在 DICOM 标准的研究基础上,该模块应当被视为仅作为主要的方式转换剂量相关的信息。

5.5 DICOM 文件

DICOM 文件是长效化对象的一个实例,具有很长的生命周期。在 TLV 格式下创建,并对所有数据元素提供原理和逻辑支持,为部分影像做适当的描述。

宏观上讲,DICOM 文件包含题头标题,后接图像数据,但所有内容应该被理解为包括像素数据的一些列编码数据元素。需要注意的是,如图 9-9 所示,数据元素可以包括始终遵循 TLV 格式的其他数据元素。

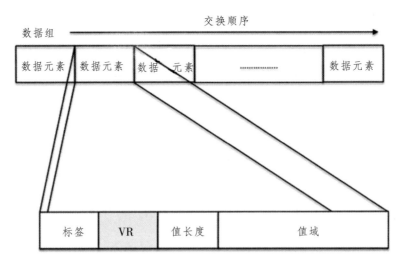

图 9-9　TLV 格式中代表数据元素。

DICOM 标签是一对 4 位数字,如前所述,是数据字典上控制属性和标签之间映射的一个入口。该标准列出的第五部分所有 VR 最能描述 DICOM 数据转换类型。图 9-10 显示了一个实例。

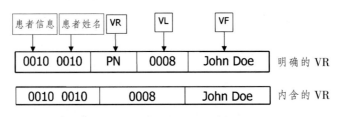

图 9-10　患者姓名的类型长度值表示。

请注意,(0010,0010)标签是指 0010 组(患者)0010 元素(患者姓名),明确 VR 指示 PN 作为患者姓名的类型。文件中第一数据元素定义了必须用于正确编码像素数据的传输句法。文件是注定要在各种实体中共享的内在交换对象。因此,需要定义信息如何在句法上判断信息。表 9-4 列出了 DICOM 提供的几个基本传输句法模式。请注意,对于各个传输句法,难处理的数字串实际上是作为一个唯一 ID (UID),所有 DICOM 标准中使用 UID 作为跨多重国家、网站、供应商和设备唯一的识别手段。不同类别的对象、对象实例和信息实体,在整个 DICOM 界可以相互区分,无需考虑任何语义环境[12]。

表 9-4　基本 DICOM 传输句法

传输句法(UID)	定义
1.2.840.10008.1.2	原始数据、隐含 VR,无字节
1.2.840.10008.1.2x	原始数据、明确 VR
	x=1:无字节
	x=2:无字节
1.2.840.10008.1.2.4xx	JPEG 压缩
	xx=50-60:有损 JPEG
	xx=65-70:无损 JPEG

幸运的是,在大多数 DICOM 图像查看应用中有可能至少部分地接触这种"元数据"。研究采集参数、几何设置、图像属性和像素或者体素尺寸,对于所有查看应用通常是可见的。供应商特定的数据元素大多数仍然不可用。

请注意,事实上题头元素通过投影到屏幕而成为可见元素,将它们传输到一个文本文件则不能使这种方法进行一个更为合理的搜索。本章最后,图 9-11 呈现了一个从直接数字 X 线探测器中拍摄到的胸片中提取的 DICOM 元数据的几个片段。但注意,编码的 IOD 仍然作为 CR 对象出现。

6　搜索PACS

到目前为止,PACS 主要是作为成像工作流程支持和存储信息库结构来进行服务的。在相对较短的时间间隔内,信息量的迅速增长通常需要增加存储容量。它直接引起关于 PACS 存档中庞大信息库真正价值的思考与争论。

查询 PACS 通常被认为是 DICOM 服务,重点主要是针对特定图像数据检索。一般数据的深入研究、质量控制甚至是教学目的绝不是当前 PACS 环境的共同任务。尽管如此,通过看表 9-1、表 9-2 和表 9-3 的属性列表,已足以推测那些可能是属性来表达的巨大潜在信息。其他模型的属性价值也很显然。事实上,它们中的大多数不是强制性的,它们的实用性取决于供应商、PACS 管理者和临床人员是否同意采取措施来使每个成像过程中的信息得以正确履行。因此越来越意识到,挖掘 DICOM 数据元素比起像素数据更有趣,且在很大程度上具有在 PACS 中扩大查询范围的潜力[15]。剂量调查研究、探测器用法跟踪、研究周转的时间间隔、协

▼ DICOMObject		
MetaElementGroupLength	0002,0000	192
FileMetaInformationVersion	0002,0001	
MediaStorageSOPClassUID	0002,0002	1.2.840.10008.5.1.4.1.1.1
MediaStorageSOPInstanceUID	0002,0003	1.3.12.2.1107.5.8.2.01034.200836182314694.6890
TransferSyntaxUID	0002,0010	1.2.840.10008.1.2
ImplementationClassUID	0002,0012	1.2.804.114118.3
ImplementationVersionName	0002,0013	eFilm
SourceApplicationEntityTitle	0002,0016	
SpecificCharacterSet	0008,0005	ISO_IR 100
▶ ImageType	0008,0008	DERIVED\SECONDARY\\CSA RESAMPLED
SOPClassUID	0008,0016	1.2.840.10008.5.1.4.1.1.1
SOPInstanceUID	0008,0018	1.3.12.2.1107.5.8.2.01034.200836182314694.6890
StudyDate	0008,0020	20080303
SeriesDate	0008,0021	20080303
AcquisitionDate	0008,0022	20080303
ContentDate	0008,0023	20080303
StudyTime	0008,0030	091105.156000
SeriesTime	0008,0031	091302.000000
AcquisitionTime	0008,0032	091303.000000
ContentTime	0008,0033	091303.000000
AccessionNumber	0008,0050	66999
Modality	0008,0060	CR
KVP	0018,0060	125
DeviceSerialNumber	0018,1000	1044
PlateID	0018,1004	SN052314　|DC0524　|SW61163043J　|PN00100204GB
SoftwareVersions	0018,1020	VB20D
ProtocolName	0018,1030	W033 Torax pa
DistanceSourcetoDetector	0018,1110	1808
DistanceSourcetoPatient	0018,1111	1623
ExposureTime	0018,1150	5
X-rayTubeCurrent	0018,1151	218
Exposure	0018,1152	1
ExposureinuAs	0018,1153	1090
ImageAreaDoseProduct	0018,115e	0.49
FilterType	0018,1160	NONE
▶ ImagerPixelSpacing	0018,1164	0.143\0.143
Grid	0018,1166	FOCUSED
Collimator_gridName	0018,1180	180cm
DateofLastCalibration	0018,1200	20070630
AcquisitionDeviceProcessingCode	0018,1401	0
RelativeX-rayExposure	0018,1405	155
PatientPosition	0018,5100	HFP
ViewPosition	0018,5101	PA
Sensitivity	0018,6000	400
DetectorConditionsNominalFlag	0018,7000	YES
DetectorTemperature	0018,7001	41.5
DateofLastDetectorCalibration	0018,700c	20070630
TimeofLastDetectorCalibration	0018,700e	120408.000000
RequestedProcedureDescription	0032,1060	RX Torax - 2 inc
▶ RequestedProcedureCodeSequence	0032,1064	RXTX2\IWM\VB238\RX Tórax - 2 Inc
Unknown	0040,0000	
PerformedProcedureStepStartDate	0040,0244	20080303
PerformedProcedureStepStartTime	0040,0245	091105.156000
PerformedProcedureStepID	0040,0253	3515HLO000095072
PerformedProcedureStepDescription	0040,0254	RXTX2
▶ RequestAttributesSequence	0040,0275	RXTX2\3515HLO000095072\66999
HighBit	0028,0102	11
PixelRepresentation	0028,0103	0
BurnedInAnnotation	0028,0301	NO
WindowCenter	0028,1050	2252
WindowWidth	0028,1051	2216
LossyImageCompression	0028,2110	00

图 9-11　直接数字 X 线探测器拍摄的胸片中提取的 DICOM 元数据片段。

议一致性、模型统计和工作流程审计等是有效的 DICOM 元数据信息库搜索中的一些被证明是无价的例子。

　　PACS 存储提供档案系统来保留大量图像相关的文件。到目前为止,图像数据不是信息库领域。它需要在逻辑上组装成一个文件并存在于存储空间的某个地方。如前所述,DICOM 文件除了像素数据之外,还包括属性实例可获得的元数据的一大部分。现在有一个基于公共领域文件索引引擎(Apache Lucene)的很有前景的方法。该方法从文件夹中提取元数据元素并建立一个指向文件库的索引表[16,17]。在多站点 PACS 结构中,远程文件系统也可能被搜索。索引表用来确保双查询方法:传统的 DICOM 查询和允许用谷歌的自由查询方式。事实上,任何属性或者属性的逻辑组合都可以被用来作为搜索键。作者们自称在成千上万的图像库中搜索结果只需毫秒级响应时间, 证明现在有一种浏览元图像信息和快速完成回顾性评估的有效方法。

请注意,没必要查询 RIS/PACS 数据库,因为只是面向文件的检索战略。在数据库崩溃的情况下进行信息恢复确实是可能的,因为在数据库领域和编码到文件夹的 DICOM 属性之间有一个明显的交叉点。

7　小结

本章对 PACS 组件和结构做了一个简要的介绍,强调了放射学 IHE 集成模型的角色。规范工作流轮廓在目前的 RIS/PACS 设施中几乎是一个约定俗成的标准。PACS 核心组件组装至少符合这种配置。

由于容易维护,现在的趋势倾向于小客户端–服务器的 PACS 结构。混合结构也很常见:小客户端、密集客户端和基于网络的审核工作站在同一网络环境共存。我们都知道 DICOM 标准,使 PACS 行使功能。这个标准面向对象的本质将有组织的属性集结合进入 IOD 中,这可能和服务器相连。IOD 和服务的关联定义了 SOP,它是每个 DICOM 数据交换部分的功能单元。存储、接收、查询和打印图像是所有 PACS 设备必须具备的一些基本服务功能。

介绍了根据 DICOM 定义的数字 X 线摄影对象。CR 和 DX IOD 包含大量属性,其中一些是强制性的,但大部分是可选择的。由 PACS 供应商、管理者和临床人员在每个成像过程中采取措施正确履行信息。因此,有可能超越像素数据信息,建立一个丰富的元数据存储库。

本章得出了一个关于 PACS 搜索的简短题外话结论。通常的方式依赖于一个 DICOM 启用查询和用来处理图像数据的检索服务。搜索元数据存储库在 DICOM 上不可行,需要创新方法。我们提出了一个很有希望的解决方法:基于文档索引引擎。该引擎从提取的 DICOM 属性中产生索引表。我们利用它们自由搜索 PACS 存储库。

(吴　洋　王　骏　周　桔　张文杰　于长路　王　涛　译)

参考文献

1. Channin DS. Integrating the healthcare enterprise: a primer. Radiographics. 2002;22(6):1555–60.
2. Moore SM. Using the IHE scheduled work flow integration profile to drive modality efficiency. Radiographics. 2003;23(2):523–9.
3. Bui AAT, Taira RK, editors. Medical imaging informatics. New York, NY: Springer; 2010.
4. Badano A. AAPM/RSNA tutorial on equipment selection: PACS equipment overview. Radiographics. 2004;24(3):879–89.
5. Tanenbaum AS. Computer networks. Upper Saddle River, NJ: Prentice Hall; 2008.
6. Silva L, Costa C, et al. A PACS archive architecture supported on cloud services. Int J Comput Assist Radiol Surg. 2012;7(3):349–58.
7. Huang HK. PACS and imaging informatics. New York, NY: Wiley; 2010.
8. Pianykh OS. Digital Imaging and Communications in Medicine (DICOM). A practical introduction and survival guide. New York, NY: Springer; 2008.
9. NEMA. DICOM. DICOM Part 3: Information Object Definitions. Rosslyn, VA: NEMA; 2012.
10. NEMA. DICOM. DICOM Part 5: data structures and encoding. Rosslyn, VA: NEMA; 2012.
11. NEMA. DICOM. DICOM Part 6: Data Dictionary. Rosslyn, VA: NEMA; 2012.
12. NEMA. DICOM. DICOM Part 4: Service Class Specifications. Rosslyn, VA: NEMA; 2012.
13. NEMA. DICOM. DICOM Part 7: message exchange. Rosslyn, VA: NEMA; 2012.

14. NEMA. DICOM. DICOM Part 10: media storage and file format for media interchange. Rosslyn, VA: NEMA; 2012.

15. Langer S. A flexible database architecture for mining DICOM objects: the DICOM data warehouse. J Digital Imaging. 2012;25(2):206–12.

16. Costa CC, Ferreira C, et al. Dicoogle—an open source peer-to-peer PACS. J Digital Imaging. 2011;24(5):848–56.

17. Costa C, Freitas F, et al. Indexing and retrieving DICOM data in disperse and unstructured archives. Int J Comput Assist Radiol Surg. 2009;4(1):71–7.

索 引

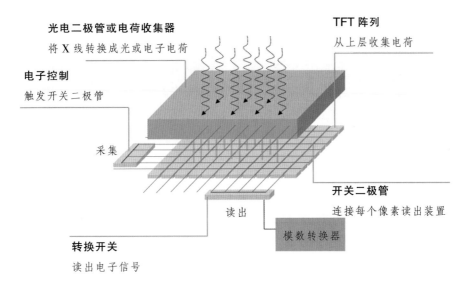

光电二极管或电荷收集器
将 X 线转换成光或电子电荷

TFT 阵列
从上层收集电荷

电子控制
触发开关二极管

采集

开关二极管
连接每个像素读出装置

读出

模数转换器

转换开关
读出电子信号

图 2-4

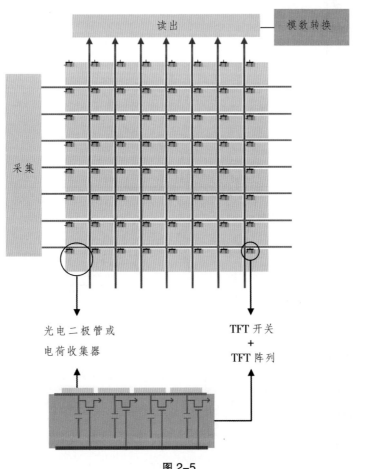

读出

模数转换

采集

光电二极管或
电荷收集器

TFT 开关
+
TFT 阵列

图 2-5

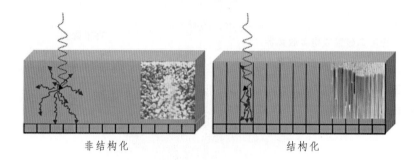

图 2-6   非结构化   结构化

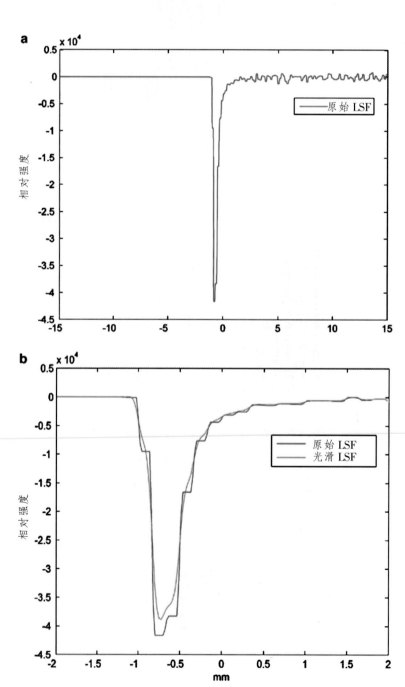

图 3-7

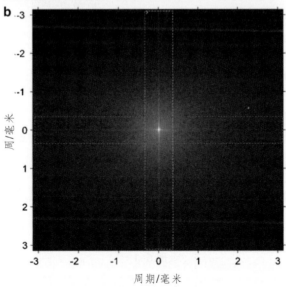

图 3-9

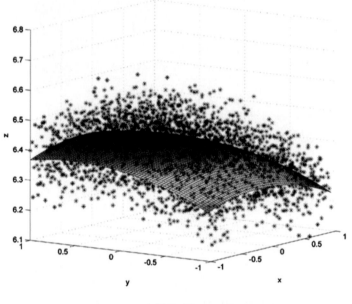

图 3–10

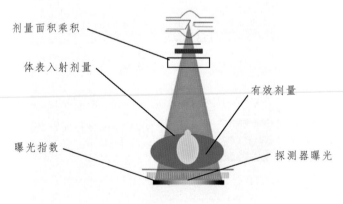

图 5–1

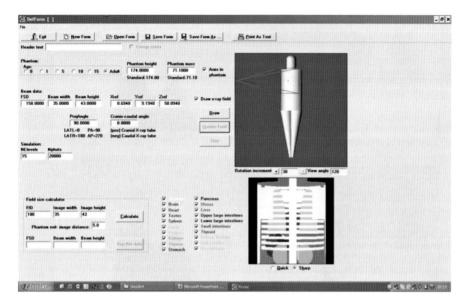

图 5-2

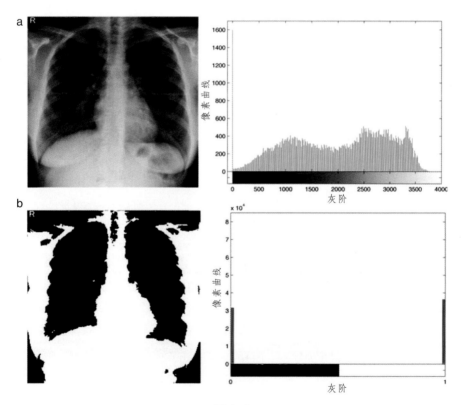

图 6-4

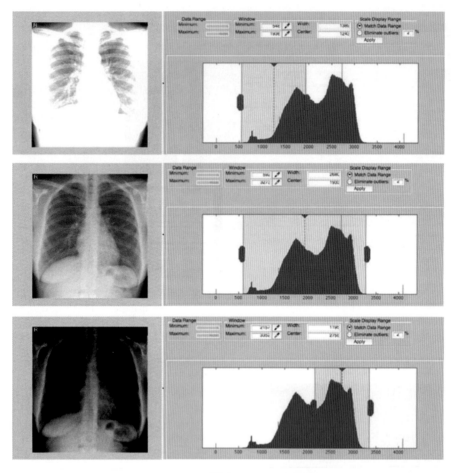

图 6-5

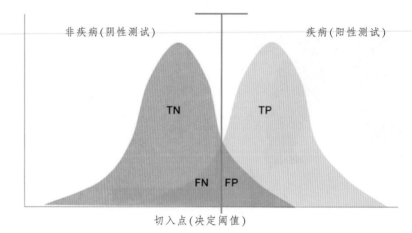

图 6-7

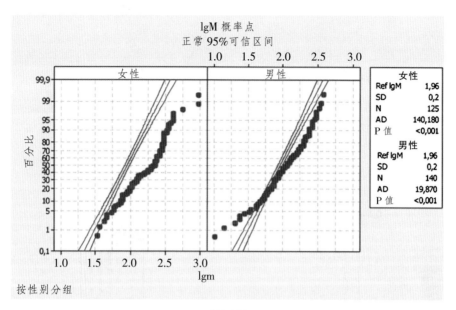

图 7-7

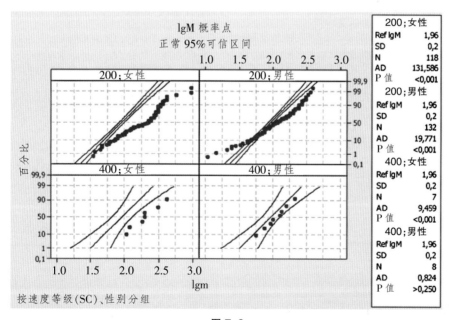

图 7-8

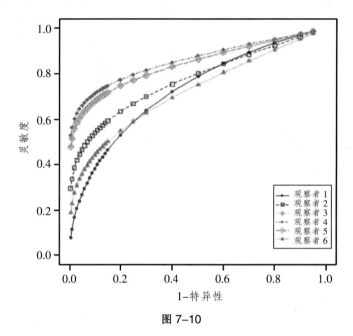

图 7-10